Marie Albrecht

Digitale Angebote im Gesundheitswesen

Förderung der Akzeptanz sowie
Empfehlungen für die Aufklärung
der Patienten

Bibliografische Information der Deutschen Nationalbibliothek:
Die Deutsche Nationalbibliothek verzeichnet diese Publikation in der Deutschen Nationalbibliografie; detaillierte bibliografische Daten sind im Internet über http://dnb.d-nb.de abrufbar.

Impressum:

Copyright © Studylab 2020

Ein Imprint der GRIN Publishing GmbH, München

Druck und Bindung: Books on Demand GmbH, Norderstedt, Germany

Coverbild: GRIN Publishing GmbH | Freepik.com | Flaticon.com | ei8htz

Abstract

Die vorliegende Bachelorarbeit gibt einen Überblick über die aktuelle Akzeptanz der Digitalisierung im Gesundheitswesen unter den Stakeholdern des Gesundheitssystems in Deutschland.

Ziel dieser empirischen Untersuchung, ist die Analyse des Status Quo der Akzeptanz der Digitalisierung im Gesundheitswesen unter der Bevölkerung. Aus den Ergebnissen der Forschung soll eine optimale, gezielte Strategie zur Verbesserung der Aufklärung von Patienten und anderen Versicherungs-mitgliedern zu diesem Thema entwickelt werden. Dazu wurde neben eine Literaturanalyse auch eine quantitative Forschung in Form einer Online-Umfrage durchgeführt und Analysiert.

Der Erwartung entsprechend, hat die Auswertung der Umfrage und die Literaturanalyse eine mangelnde Aufklärung unter der Bevölkerung über den Nutzen der Digitalisierung im Gesundheitswesen und damit aktuell eine nicht ausreichende Akzeptanz der digitalen Medizin eindeutig belegt. Entgegen der Erwartung hat die Untersuchung mehr Akzeptanz und Willen zur Nutzung der digitalen Anwendungen bei den Patienten und Versicherten gezeichnet, als bei den niedergelassenen Ärzten. Eine breite Verunsicherung beim Thema Datenschutz hat sich bei mehreren Stakeholdergruppen erwartungsgemäß bestätigt. Ebenso hat sich die teilweise nicht ausreichende digitale Kompetenz der Bevölkerung bestätigt. Diesem Umstand sollte durch Kurse und Fortbildungen entgegengewirkt werden. Zusätzlich hat sich auch die Gültigkeit der Theorie des Technology-Acceptance-Models nach Davis (1989) bestätigt, damit also die Abhängigkeit der Akzeptanz von erkennbaren Nutzen und Bedienungsfreundlichkeit der digitalen Angebote. Dies soll weiterhin bei der Entwicklung der digitalen Anwendungen berücksichtigt werden.

Die Untersuchung hat umgehenden Handlungsbedarf in Form von breiter Aufklärungsarbeit, am besten durch den Staat, für die Patienten und andere Versicherungsmitglieder bestätigt. Außerdem hat die Literaturanalyse eine unumgängliche Notwendigkeit festgestellt, die Akzeptanz der Ärzte wiederholt zu diskutieren und mit entsprechenden Maßnahmen schnellstens zu verbessern.

Abstract

Diese Bachelorarbeit kann zu einer optimalen Einführung der Digitalisierung im Gesundheitswesen beitragen. Vor allem die nötige Akzeptanz und somit die Bereitschaft der Patienten und Versicherungsmitglieder kann mit Hilfe der hier gewonnenen Ergebnisse gezielt verbessert werden. Die nötigen Prioritäten und Ansätze sind aus der Untersuchung deutlich erkennbar.

Inhaltsverzeichnis

Abstract III

Abbildungs- und Tabellenverzeichnis VII

Abkürzungsverzeichnis X

Danksagung XII

1 Einleitung **13**

   1.1 Ausgangslage – Thesis 14

   1.2 Zielsetzung der Arbeit 15

2 Theoretische Grundlagen **16**

   2.1 Digitalisierung - Definition und Historie 16

   2.2 Digitalisierung im Gesundheitswesen 17

   2.3 Digitalisierung im Gesundheitswesen – Chancen und Erwartungen 30

   2.4 Literatur-Auswertung 39

3 Methodik **82**

   3.1 Patienten / Versicherten Online-Umfrage zur Digitalisierung im Gesundheitswesen 82

   3.2 Studiendesign und Teilnehmer 82

4 Ergebnisse **84**

   4.1 Ergebnisse - Häufigkeitsdaten 84

   4.2 Ergebnisse – Korrelationen 96

5 Diskussion **98**

   5.1 Bereitschaft 98

   5.2 Digitalkompetenz 100

   5.3 Aufklärung 101

   5.4 Technology-Acceptance-Model nach Davis (1989) 102

   5.5 Datenschutz 103

6 Fazit 105

Literaturverzeichnis 108

Anhang: Der Patientenaufklärungsflyer 116

Abbildungs- und Tabellenverzeichnis

Abbildung 1: Digital Health; Das WIG - Ordnugsmodel 18

Abbildung 2: Taxonomie der Digitalisierung im Gesundheitswesen nach Leppert und Greiner 19

Abbildung 3: Digitalisierung in der deutschen Wirtschaft 2016 21

Abbildung 4: Digital-Health-Index von 17 untersuchten Ländern nach Bertelsmann Stiftung 24

Abbildung 5: Telematikinfrastruktur für elektronische Gesundheitskarte und Patientenakte 26

Abbildung 6: eHealth Soziotechnisches System nach Lux; 2019 29

Abbildung 7: Die Haupt-Voraussetzungen für eine erfolgreiche digitale Medizin 38

Abbildung 8: Beschäftigten im deutschen Gesundheitswesen nach Einrichtung in 2017 (in 1000) 40

Abbildung 9: Nutzung der ePatientenakte nach BMG 42

Abbildung 10: Nutzungsbereitschaft der geplanter ePatientenakte unter den Patienten 43

Abbildung 11: Anzahl der Mitglieder und Versicher-ten der gesetzlichen und privaten Krankenversicherung im Jahr 2019 (in Millionen) 44

Abbildung 12: Zustimmung zur elektronischen Gesundheits-akte in den verschiedenen Bundesländern 45

Abbildung 13: Anteil der Krankenhäuser in BRD nach Trägerschaft und Bundesland im Jahr 2017 49

Abbildung 14: Potentielle Inhalte und Funktionalitäten einer ePatientenakte 50

Abbildung 15: Erwartete betriebswirtschaftliche Chancen der Digitalisierung in Krankenhäusern 52

Abbildung 16: Status Quo der Online-Sprechstunde in Arztpraxen 56

Abbildung 17: Veränderung der Bekanntheit ausgewählter digitaler Versorgungslösungen unter den Ärzten 2018-2019 57

Abbildung 18: Vergleich der Verbreitung aller digitalen Versorgungsangebote unter den Ärzten 58

Abbildung 19: Positive Zustimmung aller digitalen Versorgungsszenarien nach Berufserfahrungsdauer 58

Abbildung 20: Anzahl der Pflegebedürftigen in der BRD bis 2030 66

VII

Abbildung 21: Prognostizierter Bedarf an Pflegekräften in der BRD bis 2035. 67

Abbildung 22: Nutzung der Digitalisierung im Pflegebereich 68

Abbildung 23: Perspektiven des Erlernens von digitalen Kompetenzen
im Pflegebereich. 70

Abbildung 24: Umfrage zur Nutzungsbereitschaft von eHealth Apps; Deutschland;
N=1.193 Befragte; 18-69 Jahre 72

Abbildung 25: Zusammensetzung der digitalen Gesellschaft in Deutschland 75

Abbildung 26: Kriterien für „Vorsichtige Pragmatiker" 76

Abbildung 27: Verteilung der digitalen Gesellschaft auf dem Land und in der Stadt. 77

Abbildung 28: Technology-Acceptance-Model nach Davis (1989) 78

Abbildung 29: Akzeptanzmodel für Digitalisierung im Gesundheitswesen nach
Davis,1989 79

Abbildung 30: Messmodell für Faktoren „Wahrgenommener Nutzen" und
„Wahrgenommene einfache Bedienbarkeit" 80

Abbildung 31: Auszug aus einer Befragung zu wahrgenommenem Nutzen und
Bedienbarkeit der „In-Ohr-Sensorik" unter den Patienten, deren Angehörigen,
Pflegepersonals und auch Ärzten. 81

Abbildung 32. „Sehen Sie in der Digitalisierung im Gesundheitswesen Vorteile und
wenn „ja" für wen"? -   Mehrfache Antwortmöglichkeit 85

Abbildung 33: „Fühlen Sie sich im Zuge der Digitalisierung im Gesundheitswesen
ausreichend über neue Angebote informiert?" 86

Abbildung 34: „Welche von den folgen-den digitalen Angeboten im
Gesundheitswesen würden Sie nutzen (kostenlos) oder sind bereits aktiver Nutzer"?
- Mehrfache Antwortmöglichkeit 86

Abbildung 35: „Ist für Sie bei der Bereitschaft zum Nutzen der digitalen Angebote
eine einfache Benutzerfreundlichkeit entscheidend"? 87

Abbildung 36: „Ist Ihre Bereitschaft, digitale Angebote im Gesundheitswesen zu
nutzen, davon abhängig, ob IHNEN diese auch erkennbare Vorteile und Nutzen
bringen? 88

Abbildung 37: Was wären für Sie die wichtigsten Vorteile einer Online-
Sprechstunde?"- Mehrfache Antwortmöglichkeit 89

Abbildung 38: „Auf welchen Bereichen des Gesund-heitswesen würden Sie gerne
intensiver über digitale Ange-bote aufgeklärt werden?" 90

Abbildung 39: „Wären Sie bereit, auch weitere Angebote und Dienstleistungen in digitaler Form in Anspruch zu nehmen, wie z.B. ...?" 91

Abbildung 40 „Wären Sie bereit, auch weitere Angebote und Dienstleistungen in digitaler Form in Anspruch zu nehmen, wie z.B. ...?" 92

Abbildung 41: „Haben Sie Bedenken oder sogar Ängste vor der Digitalisierung im Gesundheitswesen, wie z.b. künstliche Intelligenz?" 93

Abbildung 42: „Was könnte Sie von der Nutzung digitaler Angebote im Gesundheitswesen abbringen?" 94

Abbildung 43: „Durch welche Institution würden Sie gerne über die Digitalisierung im Gesundheitswesen informiert werden?" 95

Abbildung 44: „Schätzen Sie Ihre Digitalkompetenz für ein digitales Gesundheitswesen als „ausreichend" aus?" 95

Abbildung 45: Stärke des Abbildung Zusammenhangs nach Kuckartz et al. 2010 96

Tabelle 1: Ergebnisse der Korrelationsanalyse (eigene Online-Umfrage) 97

Abkürzungsverzeichnis

App	Applikation
ad a	zu Punkt a
BMG	Bundesministerium für Gesundheit
BRD	Bundesrepublik Deutschland
BzgA	Bundeszentrale für gesundheitliche Aufklärung
bzw.	beziehungsweise
DGV	Digitale-Versorgung-Gesetz
d.h.	das heißt
EU	Europäische Union
eAU	elektronische Arbeitsunfähigkeitsbescheinigung
eGA	elektronische Gesundheitsakte
eGK	elektronische Gesundheitskarte
eHBA	elektronische Heilberufe Ausweis
GKV	Gesetzliche Krankenversicherung
GmbH	Gesellschaft mit beschränkter Haftung
GSAV	Gesetz für mehr Sicherheit in der Arzneimittelversorgung
HNO	Hals-Nasen-Ohr
IKT	Informations- und Kommunikationstechnologien
IT	IT
KBV	Kassenärztliche Bundesvereinigung
KI	Künstliche Intelligenz
KIS	Krankenhausinformationssystem
MFA	Medizinischer Fachangestellter
Mrd	Milliarden
o.Ä.	oder Ähnliches
OTC	Rezeptfreies Medikament
PC	Personal Computer

PKV	Private Krankenversicherung
PWC	PricewaterhouseCoopers International – Unternehmen
SGB V	Fünftes Sozialgesetzbuch
SMC-B	elektronische Praxisausweis
usw.	und so weiter
z.B.	zum Beispiel

Danksagung

Mein hauptsächlicher Dank gilt meinem Betreuer Prof. Dr. Marco Halber für seine hilfreichen Anregungen und unermüdliche Zuversicht während des gesamten Betreuungszeitraums. Die Freiheit, die er mir bei der Wahl des Themas gelassen hat, war nicht selbstverständlich.

Auch die Teilnehmerinnen und Teilnehmer meiner Umfrage haben durch ihre Auskunftsbereitschaft meine Bachelorarbeit wesentlich mitgeprägt.

Letztlich richte ich auch ein Dankeschön an meine Tochter Marie und Ihren Freund Nahuel für das Korrekturlesen meiner Arbeit sowie an meine beiden jüngeren Töchter Anna und Katrin die mir einen großen Respekt entgegen gebracht haben. Vor allem bedanke ich mich bei meinem Mann Jirka, der mich die ganze Zeit moralisch unterstütz und stets motiviert hat. Ein besonderen Dank an mein Enkelsohn Jonathan, der mir auch in der heißester Phase gezeigt hat, dass noch wichtigere Sachen auf der Welt sind.

1 Einleitung

Die Digitalisierung ist auch in Deutschland angekommen und bietet in vielen Branchen einen breiten Nutzen. Waren noch im Jahr 2015 die digitalen Themen bei der Diskussion oft mit „Angst" und „Unsicherheit" verbunden, wurden bereits 2016 in der Wirtschaft verstärkte Aktivitäten im Rahmen einer beginnenden digitalen Implementierung wahrgenommen. Doch nicht alle Wirtschaftsbranchen sind mit gleicher Intensität in die digitale Transformation eingestiegen, denn in verschiedenen Bereichen ist die Geschwindigkeit der Digitalisierung in Abhängigkeit vom aktuellen und allgemeinen Status Quo der Digitalisierung und dem Aufkommen neuer Wettbewerber. Auch dies erklärt in gewisser Weise die erst jetzt ankommende Welle der Digitalisierung im deutschen Gesundheitswesen. Diese Welle ist zwar sehr deutlich zu beobachten, trotzdem gilt Deutschland europaweit als Nachzügler bei der Digitalisierung des Gesundheitswesens. Doch die Bundesregierung will jetzt das Thema voranbringen und bis 2021 alle Bürger mit einer eigenen elektronischen Patientenakte ausstatten. Mit der Inbetriebnahme der Telematikinfrastruktur wäre ein wichtiger Schritt in Richtung eines zukunftweisenden, optimal funktionierenden Gesundheitssystems getan.

Wie bei jedem betriebswirtschaftlichen Thema, ist auch bei der Umstellung auf Digitalisierung zu hinterfragen, welches konkrete Problem damit gelöst werden soll und kann als auch welche konkreten Vorteile zu erwarten sind. Eine ausgiebige Erörterung des Potentials der Digitalisierung im Gesundheitswesen erhöht die Akzeptanz unter den Nutzern. Dies schafft die besten Voraussetzungen für eine schnelle und erfolgreiche Umsetzung des Vorhabens.

Doch die Umfragen zeigen, dass die Aufklärung in puncto Digitalisierung des Gesundheitswesens, gerade unter den Hauptakteuren des Gesundheitssystems, nämlich unter den Patienten als auch den Ärzten, sehr mangelhaft und ungenügend ist. Laut einer repräsentativen Umfrage mit dem Titel „Erwartungen an die Digitalisierung des Gesundheitswesens" von Nuance Healthcare[1] (N 2000), herrscht aktuell noch große Verunsicherung unter den Bürgern bezüglich der Digitalisierung des Gesundheitswesens – lediglich 26 Prozent der Befragten fühlen sich ausreichend informiert. Dazu geben 77 Prozent der Befragten an, über nicht genügend Digitalkompetenz im Gesundheitsbereich zu verfügen, oder nicht einschätzen zu können, ob diesbezüglich Nachholbedarf besteht. Erfreulich ist allerdings die Tatsache, dass über 70 Prozent der Bürger bereit sind,

---

[1] Vgl.: Nuance; 2018; S.4

sich aktiv um eine höhere Digitalkompetenz für Ihre Gesundheitsversorgung zu bemühen.

Obwohl die Digitalisierung auch das Gesundheitswesen allgemein im großen Stil verändert, gab es bislang in Deutschland noch keine einheitliche Aufklärungskampagne für die Patienten, die großflächig über den Einsatz digitaler Technologien im Gesundheitswesen informiert hat. Die laufenden Diskussionen finden überwiegend in Branchen- und Expertenkreisen statt, dabei geht es jedoch allzu oft um rein wirtschaftliche Aspekte – die Digitalisierung selbst wird lediglich auf Spareffekte reduziert. Auch bei der Erörterung in Literatur und Publikationen wird deutlich, dass Erkenntnisse auf diesem Gebiet überwiegend von dem BMG, Krankenkassen oder anderen beteiligten Anbietern gezielt ausschließlich nur für Fachgruppen vorliegen[2]. Dabei bietet die Umstellung vor allem große Chancen, die medizinische Versorgung der Patienten zu verbessern.

Eines ist allerdings klar: auch die bestentwickelten digitalen Technologien, fehlerfreie digital organisierte Krankenhaus- und Praxisabläufe, hochwertige Künstliche Intelligenz und weitere Errungenschaften der Digitalisierung, nutzen nichts, solange die Nutzer nicht bereit sind, diese auch in Anspruch zu nehmen, oder es ihnen an der dafür nötigen digitalen Kompetenz mangelt. Selbst die Patienten geben hier eine Richtung vor, wie die mangelnde Aufklärung und die nicht ausreichende digitale Kompetenz bewältigt werden können. Die Umfrage belegt nämlich, dass sich Patienten eine Aufklärung durch Krankenkassen und Ärzte wünschen und dass sie sogar bereit sind, aufklärende Kurse dazu zu besuchen. Wichtig dabei ist natürlich, diese Bemühungen an die Bedürfnisse und Fähigkeiten der Patienten anzupassen. Vor allem ist anzunehmen, dass eine verständliche Aufklärung über die Vorteile der Digitalisierung des Gesundheitssystems in breiterem Rahmen zu mehr wirklichem Interesse an der Digitalisierung im Gesundheitswesen führen wird, was wiederum zum aktiven „Mitmachen" anregt.

1.1 Ausgangslage – Thesis

Die immer noch niedrige Beteiligung und Bereitschaft von Anwendern bei der aktiven Umsetzung der Digitalisierung im Gesundheitswesen, ist durch allgemein mangelnde Aufklärung über die Vorteile der Digitalisierung im Gesundheitswesen allgemein verursacht und das sowohl in der Art (wie?), der Qualität

---

[2] Vgl.: Mühlbacher/Berhanu, 2003; S. 6

(interessant, verständlich, angepasst) und auch der Quantität (wieviel?), wie diese aktuell durchgeführt bzw. nicht durchgeführt ist. Die nicht ausreichende digitale Kompetenz von Bürgern muss ebenso auf politischer Ebene diskutiert werden. In der vorliegenden Bachelorarbeit werden lediglich die „Akzeptanz der Digitalisierung im Gesundheitswesen durch die Bevölkerung" das dazugehörige wissenschaftliche Modell beschrieben und analysiert. Die notwendigen Maßnahmen zur Verbesserung von Akzeptanz und Bereitschaft gegenüber der Digitalisierung, sowie digitaler Kompetenz in der Bevölkerung, können in dieser Arbeit nicht detailliert und ausführlich erörtert werden. Auch die Problematik der Datenschutzsicherheit wird nur am Rande betrachtet.

1.2 Zielsetzung der Arbeit

Ziel dieser Bachelorarbeit ist es, die Akzeptanz von Patienten und anderen Stakeholdern des Gesundheitssystems gegenüber der Digitalisierung im Gesundheitswesen zu untersuchen und eine optimale Patientenbroschüre, in Form eines Katalogs, mit Vorteilen der Digitalisierung im breiteren Spektrum des Gesundheitswesens zu erstellen. Es werden für Patienten relevante Beispiele der Digitalisierung aus sämtlichen Bereichen des Gesundheitssystems Deutschlands erörtert und zusammengefasst. Diese werden dann verständlich, an das Patientenniveau angepasst, in einer Patientenbroschüre präsentiert, mit dem Ziel, das Interesse des Patienten an der Digitalisierung im Gesundheitswesen zu fördern und aktives „Mitmachen" anzuregen.

2 Theoretische Grundlagen

Schon lange kann Digitalisierung nicht mehr als eine Modeerscheinung oder ein neues Spielfeld für Technikfreaks abgetan werden. Technologiekonzerne, die ihre Geschäftskonzepte auf Digitalisierung aufgebaut haben, belegen die ersten Plätze unter den zehn weltgrößten Unternehmen[3]. Dabei erzielen diese Unternehmen die gigantischen Umsätze nicht etwa mit neuen Produkten, sondern mit neuen Prozessen und Methoden. So sind die Innovativsten Unternehmen der letzten Jahrzehnte zum Beispiel:

Facebook – das größte Medienunternehmen der Welt, obwohl es keine eigenen Inhalte hat.

Uber – ist ohne ein eigenes Fahrzeug der größte Taxiunternehmer der Welt geworden.

Airbnb – der weltweit größte Anbieter von Unterkünften, obwohl das Unternehmen keine eigene Immobilie besitzt.[4]

Dieser Wandel berührt automatisch auch unsere private Lebenswelt und bei vielen Menschen ist die Digitalisierung in sämtlichen Lebensbereichen bereits durchgedrungen. Auch Medizin und Gesundheitswesen werden durch technologische Errungenschaften der Digitalisierung zunehmend beeinflusst und verändert.

2.1 Digitalisierung - Definition und Historie

Als Ausgangspunkt sollte definiert werden, was in dieser Arbeit unter dem Begriff der Digitalisierung verstanden wird. Es gibt eine Vielzahl von Definitionen, die sich jedoch oft deutlich voneinander unterscheiden. Im Kern beschreibt der Prozess der Digitalisierung die Umwandlung analoger Werte oder Daten in ein digital nutzbares Format. An dieser Stelle ist es mit Sicherheit wichtig nochmal ins Detail zu gehen und den Begriff „Digital" genauer zu erläutern, denn was heißt es überhaupt, Daten digital zu nutzen? „Digital" leitet sich vom lateinischen Wort „digitus" ab, was übersetzt „Finger" bedeutet. In der Technik bedeutet „digital" allerdings, dass etwas mit einer begrenzten Zahl von Ziffern dargestellt wird, in der Praxis ist das heute das weit verbreitete Binärsystem. Daten (Informationen) werden dadurch in Form von Bits und Bytes umgewandelt und

---

[3] Vgl.: Göbel,R./Wolff,D., 2018; S.V
[4] Vgl.: Göbel,R./Wolff,D., 2018; S.VI

werden so blitzschnell von A nach B übertragen. Die Basis für diese moderne Telekommunikation ist ein schnelles, leistungsfähiges Internet und ein dazu nötiges ausreichend ausgebautes Netz aus Glasfaserkabeln als Übertragungsmedium der Datenkommunikation. Zur Verarbeitung der digitalen Kommunikation werden Computer und Server benötigt. Als Ausgangs-, oder Empfangsmedium kommen immer häufiger auch Smartphones oder Tablets zum Einsatz.

Im allgemeinen Sprachgebrauch wird „digital" als Abgrenzung zu analoger Technik verwendet, z.b. analoges Radio vs. digitales Radio. Unter dem Schlagwort „digital" werden oft auch einfach nur neue Technologien zusammengefasst, wie Smartphones, Computer, das Internet, etc. und darüber hinaus unter dem Begriff „Digitalisierung" dessen Integration und Nutzung in Berufs- und Privatleben. Oft wird die Digitalisierung eher als Teil der Computerisierung und damit einfach als ein weiterer Schritt in der Medienentwicklung betrachtet. Dabei handelt es sich nicht um eine Technologie. Es geht dabei nicht um Hard- oder Software, Cloud, KI, Breitband oder die IT-gestützte Automatisierung von Prozessen.

Der Begriff „Digitalisierung" kann auch als digitale Wende, beziehungsweise als dritte Revolution verstanden werden. Es geht um das Zeitalter der Digitalisierung, indem wir uns alle gleichermaßen befinden. Es betrifft also jeden von uns, unseren Umgang unter- und miteinander. Es geht um unsere Umwelt und um unser alltägliches Leben. Diese digitale Revolution, die wir gerade durchmachen, dürfte durchaus vergleichbar mit der Industriellen Revolution im 19. Jahrhundert sein, da sie enorme Veränderungen und Erleichterungen in allen Bereichen des Lebens mit sich bringt. Die meisten Dinge, die früher analog erfolgten, wurden mittlerweile schon digitalisiert oder es wird gerade mit Hochdruck daran gearbeitet.

2.2 Digitalisierung im Gesundheitswesen

Digitalisierung, nicht nur im Gesundheitswesen, gehört ohne Zweifel zu den größten Umbrüchen in der Geschichte. Dieser Wandel eröffnet eine neue Dimension von Vorteilen für sämtliche Akteure des Gesundheitssystems, vor allem aber für Patienten. Was Digitalisierung für das Gesundheitswesen bedeutet, darüber herrscht allerdings keinesfalls Einigkeit. Nicht jeder wird den vorherigen Zeilen zustimmen, dass die Digitalisierung als eine grundlegende Entwicklung anzusehen ist, die einen signifikanten Einschnitt für das Gesundheitswesen bedeutet. Durch zunehmende Digitalisierung werden Prozesse im Gesundheitswesen stark verändert, manchmal aber auch nur zum Teil neu gestaltet. Schon heute stehen den Ärzten z.B. zuverlässige Informationen über Neben- und Wechselwirkungen von Medikamenten in einer extrem gut gefüllten Datenbank zur Verfügung, auf die jeder Arzt und Apotheker zugreifen kann.

Oft wird die Digitalisierung im Gesundheitswesen direkt mit dem Begriff „eHealth" übersetzt. Doch Digitalisierung im Gesundheitswesen, oder auch „Digital Health" bedeutet eigentlich mehr[5] (Abbildung 1). Unter eHealth ist „lediglich" der gesundheitsbezogene Einsatz von Informations- und Kommunikationstechnologien (IKT) zu verstehen, wie in Abbildung 2 nach Leppert und Greiner veranschaulicht. Die verschiedenen Digital Health Anwendungen sind Basis für

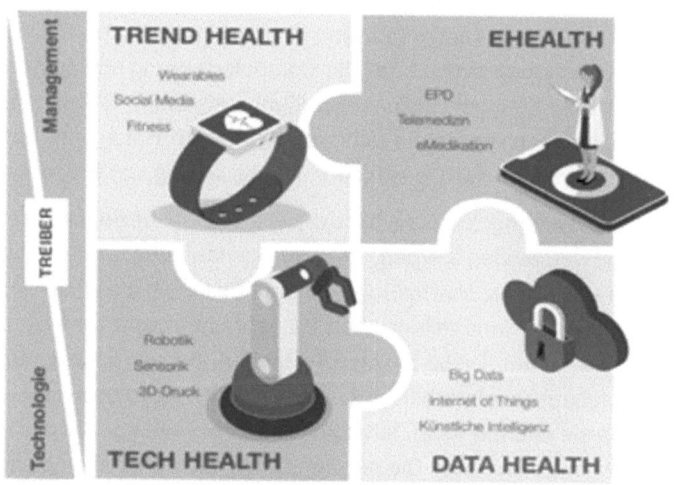

Abbildung 1: Digital Health; Das WIG - Ordnugsmodel[6]

Big Data, da diese durch die Nutzung des Tech- und Trend Health erhoben werden. Unter Big Data lässt sich die Gewinnung von neuen Erkenntnissen und Zusammenhängen aus großen unstrukturierten Daten beschreiben. Um diese Daten zu verarbeiten, kommt die Künstliche Intelligenz (KI) ins Spiel. Die Aufgabe der Künstlichen Intelligenz ist es also, Information, Erkenntnisse und Zusammenhänge aus Big Data destillieren zu können. Ergebnisse aus Big Data Analysen dienen wiederum als Basis für die sinnvolle Nutzung von Digital

---

[5] Angerer/Schmidt/Moll/Strunk/Brügger; 2017
[6] Angerer/Russ/Ultsch; 2019

Health. Diese Elemente stehen also in enger gegenseitiger Abhängigkeit zueinander.

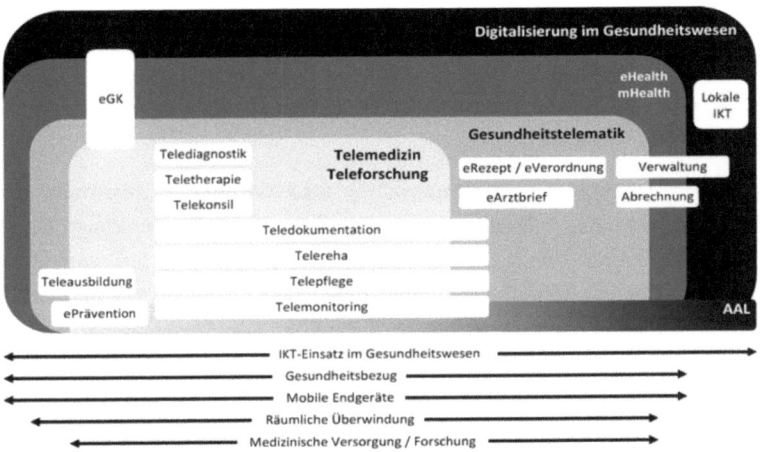

Abbildung 2: Taxonomie der Digitalisierung im Gesundheitswesen nach Leppert und Greiner[7]

Die einhergehenden Datenmengen liefern die Möglichkeiten, in Zukunft eine optimale, schonende, personalisierte Medizinische Versorgung zu sichern. Auswertungen der zur Verfügung gestellten Patienten-, Krankheits- und Therapiedaten dienen der schnellen und effektiven Forschung und Entwicklung neuer Medikamente und Therapien, somit also auch den personalisierten Therapiealgorithmen. Kurz zusammengefast lässt sich eHealth auch folgend beschreiben:

- Vernetzung der Akteure im Gesundheitswesen, mit Hilfe von entsprechenden Konzepten, Methoden und Werkzeugen
- Integration der Prozesse im Gesundheitswesen unterstützt durch Einsatz von IT-Systemen
- Interoperabilität der Prozesse und IT-Systeme[8]

---

[7] Bernnat et al.; 2016; S.27
[8] Lux; 2017; S. 20-21

Die Definition der Digitalisierung im Gesundheitswesen könnte also auch wie folgt sein:

> „Die Digitalisierung im Gesundheitswesen umfasst sämtliche Veränderungen und Innovationen im Bereich der Gesundheitsversorgung, oder von Geschäftsmodellen, sowie Effizienzsteigerungen interner Prozesse und die Vernetzung von Akteuren, durch den Einsatz von Informations- und Kommunikationstechnologien im Gesundheitswesen"[9]

In diesem Zusammenhang ist es wichtig, auch den Begriff „Telematik" bzw. Gesundheitstelematik, oder auch verkürzt „Telemedizin" zu erörtern. Der Begriff „Telematik" wurde durch eine Studie von Nora und Minc aus dem Jahr 1978 geprägt („Die Informatisierung der Gesellschaft"). Die beiden Wissenschaftler kombinierten in deren Forschungen die beiden Disziplinen Telekommunikation und Informatik. Ihre Erkenntnisse haben die Diskussion über Vorteile der digitalen Kommunikation gegenüber der konventionellen unter anderem auch im Gesundheitswesen entzündet. Somit lässt sich die „Telemedizin" wie folgt definieren:

> „Telemedizin ist ein Sammelbegriff für verschiedenartige ärztliche audiovisuelle Versorgungskonzepte"[10]. „Bei der Telemedizin beobachtet und beurteilt die Ärztin oder der Arzt die medizinischen Daten der Patientinnen und Patienten per Telekommunikation - zum Beispiel über das Internet. Patient und Arzt können dabei an unterschiedlichen Orten sein. Telemedizinische Anwendungen finden auch zwischen Ärzten statt. Dies geschieht, um Befunde elektronisch auszutauschen oder eine Zweitmeinung einzuholen".[11]

2.2.1 Digitalisierung im Gesundheitswesen Deutschland – ist Zustand

Die Gesundheitswirtschaft Deutschlands befindet sich in einem extremen Wachstum. Die Bruttowertschöpfung ist seit dem Jahr 2004 bis zum Jahr 2016 von 114 Mrd. Euro auf 336 Mrd. Euro angewachsen. Jeder siebte Arbeitnehmer in der BRD (14,8 %), also 6,2 Mio. Beschäftigte sind in der Gesundheitswirtschaft tätig, was eine Steigerung von 1,3 Mio. gegenüber dem Jahr 2000 ausmacht. Aufgrund dessen gehen Experten davon aus, dass das Gesundheitswesen bald die Automobilindustrie als Jobmotor ablöst.[12]

---

[9] Bernnat et al.; 2016; S.27
[10] Vgl.: Göbel,R./Wolff,D., 2018; S.161
[11] Presse- und Informationsamt der Bundesregierung; 11/2019
[12] Vgl.: Göbel,R./Wolff,D., 2018; S.152

Obwohl gerade im Gesundheitswesen die Digitalisierung enorme Potentiale hat, wurde in der Vergangenheit in diesem Bereich viel weniger investiert, als in anderen Branchen, wie es die Abbildung 3 zeigt.

Der Wirtschaftsindex DIGITAL 2016 bildet ab, in welchem Maße sich die elf beobachteten Branchen bis 2016 digitalisiert haben. Es wurden die prozentualen Anteile der Unternehmen in den Bereichen „hoch" digitalisiert (70 Punkte und mehr), durchschnittlich digitalisiert" (40- 69 Punkte) und „niedrig" digitalisiert (weniger als 40 Punkte) ermittelt.

In Abbildung 3 ist deutlich zu erkennen, dass das Gesundheitswesen in Deutschland mit erreichten 36 Punkten zu den niedrig digitalisierten Branchen gehört, obwohl die ersten Schritte in Richtung digitale Gesundheit in Deutschland ziemlich früh gemacht wurden. Die Einführung der elektronischen Gesundheitskarte (eGK) wurde zum Beispiel bereits am 29. September 2003 im Bundestag beschlossen.

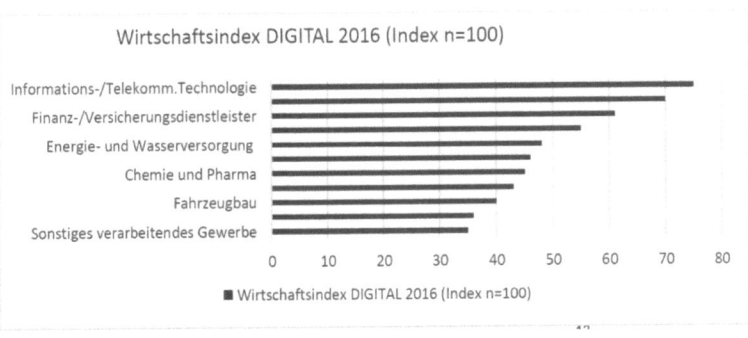

Abbildung 3: Digitalisierung in der deutschen Wirtschaft 2016[13]

Viele Kliniken und Arztpraxen haben sich aktuell bereits entschieden, den Weg der Digitalisierung zu gehen und sind in diesem Zuge bereits auf ein komplett computergesteuertes System umgestiegen. Sie nutzen täglich viele Vorteile der Digitalisierung, wie zum Beispiel:

- Zeitersparnis, da der Schreib- und Sortieraufwand wegfällt.
- Automatisierung verschiedener Prozesse, beispielsweise das Einlesen von Ultraschall- oder Röntgenbildern und das Zuordnen zum entsprechenden Patienten.

---

[13] Bundesministerium für Wirtschaft und Energie (BMWi); 2016; S.22

- Möglichkeit der Überwachung der Symptome per App und die dazugehörige Auswertung.
- Schnelle und einfache Kommunikation zwischen Ärzten und Angestellten, so dass sich Zeitersparnis und auch verbesserte Abläufe ergeben.

Diese genannten Vorteile spiegeln sich dann in der allgemeinen Zufriedenheit, und das nicht nur bei den Mitarbeitern, sondern vor allem auch bei den Patienten wieder, die im Notfall sogar besser und schneller versorgt werden können. Hier sollte besonders die Telemedizin erwähnt werden, die definitiv viel Potential bietet und das nicht nur in der Vor- und Nachsorge. Besonders auf dem Land wird der Facharzt durch die Telemedizin entlastet. Der Wegfall des Fernbehandlungsverbotes ermöglicht die zeit- und kostensparende[14] Online-Video-Sprechstunde.

Von Online-Terminbuchung über Chat-Sprechstunden bis hin zu Gesundheits-Checkups über App — die Möglichkeiten sind vielfältig, das Interesse zunehmend da, an der Umsetzung mangelt es allerdings bisher noch deutlich.

Warum ist das so? Warum verweigern sich viele nach wie vor so vehement der Digitalisierung? Vielleicht, weil nicht wirklich klar ist, was der Sinn und Zweck der Digitalisierung ist. Deshalb sind selbst heute noch Arztpraxen und Krankenhäuser, die ihre Patientenkarten händisch ausfüllen, keine Seltenheit.

Für Patienten hat sich in dieser Hinsicht bis heute kaum etwas verändert oder verbessert, wenngleich immer mehr Ärzte anbieten, zum Beispiel Online-Sprechstunden durchzuführen. Lediglich die Online-Terminvereinbarung oder Rezeptanforderung bei Dauermedikation findet langsam Nutzer und wird sich mit Sicherheit bald breiter etablieren.

Aktuell zeigt sich bei der Digitalisierung inzwischen ein starker Wille seitens der Regierung dieses Thema umfassend anzugehen. Aufgrund der Initiative von Gesundheitsminister Dr. Jens Spahn, wurde im Frühjahr 2019 der „health innovation hub" gegründet. Dieser wird die digitale Transformation im deutschen Gesundheitswesen zum Wohle der Patienten beschleunigen, denn dessen Aufgabe ist es, „…Innovationen frühzeitig zu erkennen, ihren Nutzen zu bewerten, und ihre Umsetzung in die Regelversorgung zu befördern."[15] Auch die Lockerung des Verbotes der ausschließlichen Fernbehandlung Mitte 2018 und der

---

[14] Vgl.: Jörg, J.; 2018; S. VI
[15] Vgl.: https://hih-2025.de

Beschluss des Entwurfs eines Gesetzes für eine bessere Versorgung durch Digitalisierung und Innovation („Digitale-Versorgung-Gesetz" - DVG[16]) im September 2019 durch den Bundesrat, wird die zeitgemäße moderne Gesundheitsversorgung in Deutschland nachhaltig nach vorne bringen und damit die jahrelange Stagnation durchbrechen.

Im Ausland gibt es dagegen bereits seit vielen Jahren etliche positive Beispiele, die eine optimale breite Nutzung der Digitalisierung im Gesundheitswesen zeigen.

2.2.2 Vergleich zur Digitalisierung in Gesundheitswesen Ausland

Während Deutschland noch Informationen auf Papier austauscht, Arztbriefe immer noch postalisch versendet werden und die Politik an den Grundlagen der digitalen Vernetzung arbeitet, gehen andere Länder schon die nächsten Schritte. Estland, als Vorreiter bei Digitalisierung, kann zum Beispiel ein digitales Gesundheitssystem mit breiter Nutzung und Akzeptanz in der Bevölkerung vorweisen. Somit können in einem Notfall jegliche Daten des Patienten abgerufen werden, egal ob vom Krankenhaus oder einem Rettungswagen, um Patienten schnellstens optimal versorgen zu können.[17]

---

[16] Vgl.: https://www.bundesrat.de/SharedDocs/drucksachen/2019/0501-0600/557-19(B).pdf?__blob=publicationFile&v=1https://www.bundesgesundheitsministerium.de/fileadmin/Dateien/3_Downloads/Gesetze_und_Verordnungen/GuV/D/DVG_Bundestag.pdf

[17] Vgl.: Berger, R.; 2019; S.2

Theoretische Grundlagen

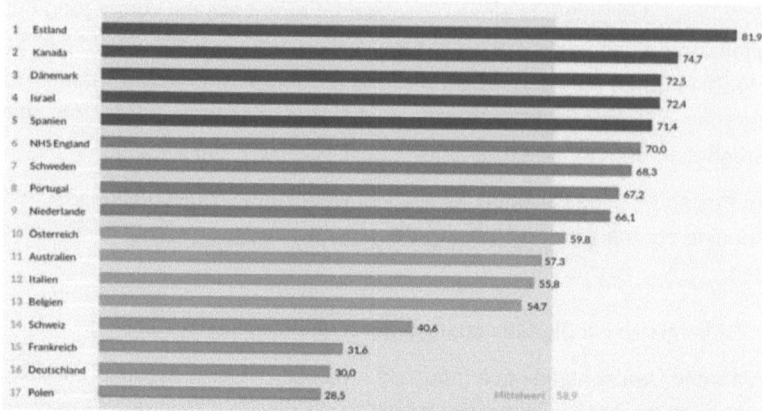

Abbildung 4: Digital-Health-Index von 17 untersuchten Ländern nach Bertelsmann Stiftung[18]

Ein Internationaler Vergleich der Bertelsmann Stiftung zeigt, dass das deutsche Gesundheitswesen bei der digitalen Gesundheit vielen anderen Ländern hinterherhinkt. Die Stiftung hat dabei analysiert, wie aktiv die Gesundheitspolitik in den Ländern bei der Digitalisierung vorankommt. Es wird bewertet, welche Strategien es gibt, welche erfolgreich sind, welche Technologien vorhanden sind und welche in der Praxis tatsächlich genutzt werden.

Der ausgewertete Digital-Health-Index zeigt im internationalen Vergleich an, wie stark ein Land auf digitale Technologien setzt. Aus diesem Digital-Health-Index lässt sich ablesen, in welchen Ländern gute Voraussetzungen für eine erfolgreiche Digitalisierung im Gesundheitswesen gegeben sind, inklusive der Zugangsmöglichkeiten und der Fähigkeit der Bevölkerung, diese digitale Informations- und Kommunikationstechnologien nutzen zu können. Im Jahr 2014 wurde eine Umfrage von EU-Kommission zur Digitalkompetenz durchgeführt und kam dabei zu vergleichbaren Ergebnissen. Naturgemäß etablieren sich technische Neuerungen am ehesten dort rascher, wo ihre Vorteile am deutlichsten zum Tragen kommen. So lässt sich auch erklären, dass in den Ländern, in denen Wegstrecken zum Arzt teils sehr weit sind, wie zum Beispiel in Kanada oder Schweden, deutlich früher auf die Möglichkeiten neuer Technologien zurückgegriffen wurde. Zudem hat sich gezeigt, dass eine zentralisierte und staatlich finanzierte Struktur eher vorteilhaft auf eine frühe Implementierung von Digitalisierung im

---

[18] Vgl.: Bertelsmann Stiftung; 2018

Gesundheitswesen wirkt. Beispiele für diesen Typ sind die skandinavischen Länder Schweden, Norwegen, Dänemark und Finnland. In Finnland existiert zum Beispiel die elektronische Patientenakte bereits seit mehr als 20 Jahren und bereits seit 2010 werden hier Rezepte für verschreibungspflichtige Medikamente digital übermittelt.[19] Nahezu alle Hausärzte im skandinavischen Raum verwenden zur Diagnose und Behandlung die elektronisch und digital erfassten Daten – in Deutschland dagegen sind es gerade einmal 84 %.[20]

Dezentrale Strukturen scheinen also die Schaffung übergreifender Standards und eine rasche Umsetzung eher zu verzögern. Beispiele für diesen Typ sind Länder wie Deutschland und Frankreich. Ebenso stehen sektorale Trennungen im Gesundheitssystem auf „ambulant" und „stationär" der einfachen Umsetzung der Digitalisierung tendenziell entgegen.

2.2.3 Telematikinfrastruktur in Deutschland

Bereits im Jahr 1996 hat das Bundesministerium für Gesundheit eine Studie zur Telematik erarbeiten lassen. Diese wurde durch die bereits erwähnte Studie „Die Informatisierung der Gesellschaft" von Nora und Minc aus dem Jahr 1978 geprägt[21]. Mit dem GKV-Modernisierungsgesetz (§ 291a SGB V) wurde im Jahr 2003 für den geplanten Start der Digitalisierung im Gesundheitswesen (Einführung der elektronischen Gesundheitskarte) der erste rechtliche Rahmen geschaffen[22]. Im Jahr 2005 wurde die „Gematik" (Gesellschaft für Telematikanwendungen der Gesundheitskarte) in der Rechtsform einer GmbH gegründet.[23] Die Aufgabe dieser Körperschaft ist es, „…die Digitalisierung des deutschen Gesundheitswesens durch eine wertgeschätzte Telematikinfrastruktur sicher zu stellen".

---

[19] Vgl.: Schmitt-Sausen, N.; 2018
[20] Vgl.: Liebrich, F.; 2017; S. 7
[21] Vgl.: Haring; 2019; S.4
[22] Vgl.: https://www.gematik.de/ueber-uns/gesetzliche-grundlagen/ 10/2019
[23] Vgl.: https://www.gematik.de/ueber-uns/gesetzliche-grundlagen/ 10/2019

Theoretische Grundlagen

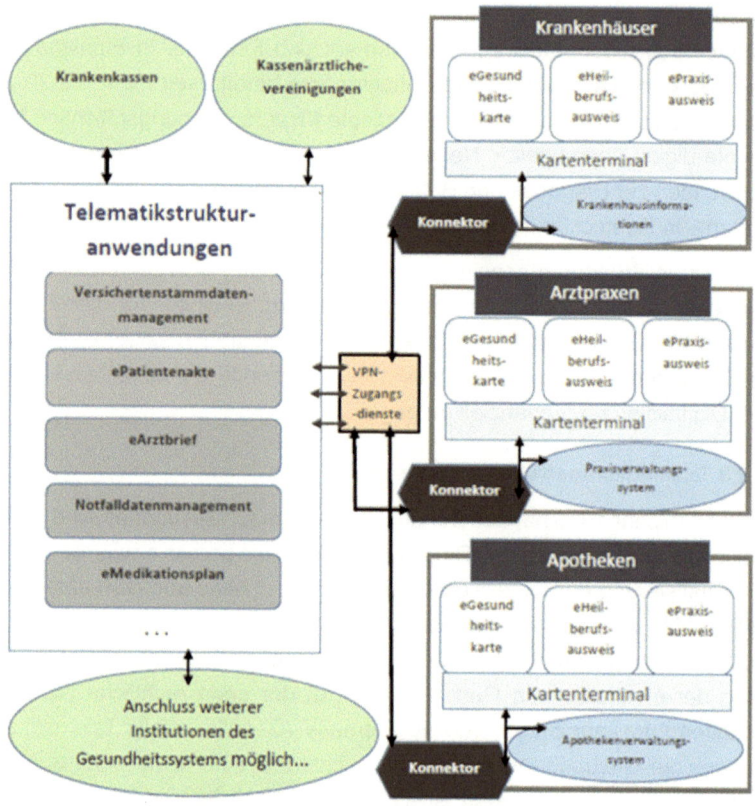

Abbildung 5: Telematikinfrastruktur für elektronische Gesundheitskarte und Patientenakte (eigene Darstellung nach Bundesrechnungshof[24])

Im Jahr 2017 wurde dieser Auftrag darauf ausgeweitet, „…Aktuelle Entwicklungen und Trends zu beobachten und beim Auf- und Ausbau der digitalen Vernetzung zu berücksichtigen"[25]. Trotzdem passierte im Bereich der Digitalisierung im Gesundheitswesen in Deutschland bis heute vergleichsweise wenig, wie es der Digital-Health-Index der Bertelsmann Stiftung belegt, auch auf Grund der Komplexität des Vorhabens (Abbildung 5).

Die komplizierte Telematikinfrastruktur, oder auch die „Datenautobahn für das Gesundheitswesen", soll alle Beteiligten im Gesundheitswesen, wie Ärzte,

---

[24] Vgl.: Bundesrechnungshofbericht; S.8
[25] https://www.gematik.de/ueber-uns/vision/

Psychotherapeuten, Krankenhäuser, Apotheken und Krankenkassen online miteinander vernetzen, unter Einhaltung von Sicherheits- und Datenschutzbestimmungen. Diese erste große Hürde sollte zum 30. Juli 2019 abgeschlossen sein. Als erste Anwendung sollte das Versichertenstammdatenmanagement durchführt werden. Für eventuelle Verweigerer könnte dies teuer sein, denn, laut Gesetz droht diesen Praxen ein Honorarabzug in Höhe von1%[26], nach dem Beschluss vom 07.11.2019 dann sogar von 2,5%.[27] Eine fehlerfreie und zufriedenstellende Telematikinfrastruktur ist die technische Voraus-setzung für die erfolgreiche Einführung und Nutzung der Digitalen Medizin in Deutschland. Dazu gehören auch:

- *Der elektronische Heilberufe Ausweis* (eHBA) hat dabei mehrere Funktionen. Er dient nicht nur als Ausweis zur Authentifizierung des Besitzers, sondern ermöglicht es auch, elektronische Dokumente rechtsverbindlich zu unterschreiben. Die qualifizierte elektronische Signatur ist jetzt schon bei eArztbriefen, digitalen Laboraufträgen oder Anforderungen von Telekonsilen notwendig.

- *Der elektronische Praxisausweis* (SMC-B) ist eine Smart-Card, die zur Authentisierung der Praxis gegenüber der Telematikinfrastruktur und der elektronischen Gesundheitskarte (eGK) eingesetzt wird. Mit Hilfe einer SMC-B können zum Beispiel besonders geschützte Daten auf der eGK ausgelesen werden[28]

2.2.4 Zwischenfazit

Die „Gematik" hat Ende 2018 die Vorgaben für die elektronische Patientenakte veröffentlicht. Es liegt nun in der Verantwortung der Industrie, ihre Produkte entsprechend zu entwickeln und deren Zulassung bei den Behörden, also bei der „Gematik", zu beantragen. In der Tat ist die Telematikinfrastruktur für die elektronische Gesundheitskarte und Patientenakte kompliziert, sodass mit etlichen Reibungs- und Schwachpunkten und damit verbundenen eventuellen Verzögerungen durchaus zu rechnen ist.

Es ist also mehr als deutlich, wo Deutschland in Sachen „Digitalisierung im Gesundheitswesen" steht: die Politik muss in Zukunft entschlossener handeln als

---

[26] Vgl.: KBV; 02/2019; S.3
[27] Vgl.: https://www.bundesgesundheitsministerium.de/digitale-versorgung-gesetz.html
[28] Vgl.: https://www.kzbv.de/elektronischer-praxisausweis.1119.de.html

bisher. Es kann nicht sein, dass sämtliche Akteure des Gesundheitssystems das Vorhaben gegenseitig blockieren, da jeder einzelne Teilnehmer des Systems unterschiedliche Interessen an der Entwicklung der Digitalisierung hat, oder auch nicht[29]. Am Ende ist es vor allem der Patient, der diese Ignoranz zu spüren bekommt und der Staat, der auf die enormen Einsparungen, die nach einer gut durchgeführten Digitalisierung zu erwarten sind, verzichten muss. Diese werden aktuell laut einer Studie von McKinsey & Company für Deutschland auf 34 Mrd. Euro jährlich berechnet[30].

Dazu ist es auch wichtig zu erwähnen, dass bei der Umwandlung deutlich mehr die Nutzer, also Patienten und Ärzte, einbezogen werden sollten, denn der digitale Wandel braucht eine breite Akzeptanz und eine entsprechend angepasste Aufklärung für die Teilnehmer und Nutzer. Hier herrschen noch massive Mängel. Bei den Patienten ist die Situation dramatisch, denn 81% der Bürger fühlen sich laut Umfragen bei der Digitalisierung im Gesundheitswesen nicht ausreichend informiert, wissen nicht, was sie von der Digitalisierung zu erwarten haben oder, wo Wissenslücken bestehen. Dabei sind 60% der Patienten durchaus bereit, sich zu informieren. Drei von vier Versicherten halten die elektronische Gesundheitsakte für eine gute Idee und wünschen sich eine umfassende Aufklärung durch Ärzte, Krankenkassen, oder Politik.[31] Die elektronische Gesundheitsakte für eine gute Idee[32] und wünschen sich eine umfassende Aufklärung durch Ärzte, Krankenkassen, oder Politik.[33] Bei deutschen Ärzten spiegelt sich aktuell immer noch stark die allgemein unbefriedigende Situation der Entwicklung der Digitalisierung des deutschen Gesundheitssystems wider. Es ist nicht selten, dass Ärzte mit latenter Skepsis die Digitalisierung selbst nicht aktiv vorantreiben wollen[34]. Leider zeigen sich immer noch eine nicht durchweg positive Einstellung und ein mangelnder Wissenstand praktizierender Ärzte im Bereich der Digitalisierung, manche Mediziner empfinden diese sogar eher als einen

---

[29] Vgl.: https//www.bundesrechnungshof.de/de/veroeffentlichungen/produkte/beratungsberichte/2019/2019-bericht-einfuehrung-der-elektronischen-gesundheitskarte-und-der-telematikinfrastruktur
[30] Vgl.: McKinsey&Company; 2018
[31] Vgl.: https://www.hcm-magazin.de/was-wird-von-einem-digitalen-gesundheitswesen-erwartet/150/10737/381441?xing_share=news, 07.12.2018
[32] Vgl.: Berger, R.; 2019; S.4
[33] Vgl.: https://www.hcm-magazin.de/was-wird-von-einem-digitalen-gesundheitswesen-erwartet/150/10737/381441?xing_share=news, 07.12.2018
[34] Vgl.: Mihn, A.; 2019

Störfaktor. Dabei gibt es unzählige Untersuchungen und Studien, die deutlich zeigen, wie effizient, vorteilhaft und gleichzeitig einfach die digitale Kommunikation und Medizin für alle Beteiligten sein kann.[35]

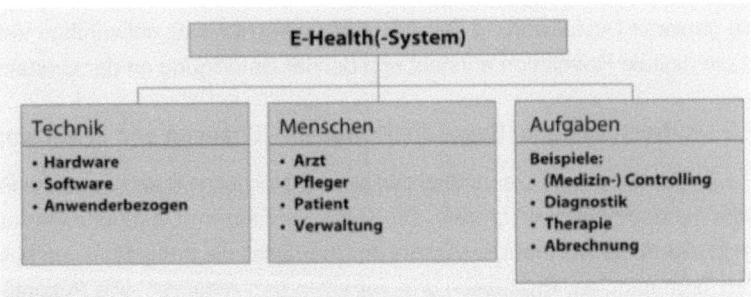

Abbildung 6: eHealth Soziotechnisches System nach Lux; 2019[36]

Es zeichnet sich eine Diskrepanz zwischen der Dimension der Entwicklung und Gestaltung des Informations- und Kommunikationssystems auf der einen Seite und den Wünschen und Anforderungen der Nutzer des Gesundheitssystems, die in diese Entwicklungs- und Gestaltungsprozesse nicht adäquat einbezogen werden, auf der anderen Seite. Hier bedarf es noch an Harmonisierung und Balance des eHealth Soziotechnischen Systems.[37] (Abbildung 6)

Es ist wünschenswert, dass neue technologische Entwicklungen die Aufgaben und Anforderungen an das Gesundheitssystem möglichst optimal unterstützen. Im Prinzip geht es darum, die verschiedenen Stakeholder des Gesundheitssystems als digitale Ökosysteme zu betrachten, deren Vernetzung mit technischen Geräten, wie Medizingeräten, medizinischen Messgeräten, Arztrechnern und anderen Medien, eine optimale Synchronisierung der gewonnenen Daten sichert. Dies bedarf allerdings einer Akzeptanz seitens der Akteure, die aktuell noch nicht uneingeschränkt gegeben ist.[38] Für den Ausbau der Digitalisierung im Gesundheitswesen müssen eine gemeinsame Gesamtstrategie und auch ein Ordnungsrahmen geschaffen werden, der sowohl politische, rechtliche, aber auch ethische Aspekte umfasst.[39] Leider besteht viel Unsicherheit in der

---

[35] Vgl.: Maag, G.; 2018
[36] Vgl.: Lux,T.; 2019; S.5
[37] Vgl.: Lux,T.; 2017
[38] Vgl.: Nuance, 2018; Häussler, B. 2017;
[39] Vgl.: Reinhardt, K.; 2019

Bevölkerung und unter dem medizinischen Personal. Gerade bei Künstlicher Intelligenz herrscht mistrauen was KI kann und wo eventuelle Risiken der KI liegen.[40] Es bedarf also breiter Aufklärung, um KI zu definieren, und den wirklichen Nutzen aufzuzeigen. Eins ist nämlich klar, ohne breite Akzeptanz lässt sich die geplante Digitalisierung definitiv nicht umsetzen. Das notwendige Vertrauen in die digitale Revolution entsteht erst bei der Beteiligung an der Gestaltung.

2.3 Digitalisierung im Gesundheitswesen – Chancen und Erwartungen

Die Digitalisierung im Gesundheitswesen wird bis jetzt oft als begrenzte Projekte oder Technologien verstanden. Die Digitalisierung im Gesundheitswesen umfasst allerdings viel mehr, und sollte im Optimalfall die Integration von bestehenden Technologien, Prozessen und vor allem den Akteuren, wie Patienten, Ärzten, Pflegepersonal usw., in die neue erfolgsversprechende digitalisierte Welt der modernen innovativen Medizin ermöglichen, in welcher digitale Systeme Diagnosen erstellen, Krankheitsrisiken errechnen und individuelle Therapieempfehlungen geben.

Ziel der Digitalisierung im Gesundheitswesen ist, durch eine flächendeckende Digitalisierung des Marktes, eine transparente und wirkungsvolle Gesundheitsversorgung zu bieten. Dies ist mit vielen Veränderungsprozessen verbunden und das sowohl an der Seite der Patienten, als auch bei den vielen Gesundheitsberufen. Durch neue Informations- und Kommunikations-möglichkeiten entsteht eine neue Art und Weise, auf welche Patienten und allgemein Nutzer die Gesundheitsversorgung betrachten. Der Patient fordert längst ein Mitspracherecht bei seiner Gesundheitsversorgung: 87% der Bevölkerung Deutschlands beanspruchen zum Beispiel einen direkten Zugang zu ihren Gesundheitsdaten,[41] was in der Vergangenheit oft mit großem Aufwand und Unverständnis seitens des Arztes und anderen medizinischen Angestellten verbunden war[42]. Nur so lässt sich zum Beispiel ein reibungsloser Übergang bei einem Arztwechsel gewährleisten. Außerdem verhindert dies mittlerweile auch Missverständnisse und doppelte Untersuchungen[43]. Das alles sollte sich mit Digitalisierungserweiterung, nach dem im Dezember 2015 in Kraft getretenem eHealth Gesetz,

---

[40] Vgl.: Haring; 2019; S.45
[41] Vgl.: Liebrich, F.; 2017; S.12
[42] Vgl.: Haring; 2019; S.125
[43] Vgl.: Dietzel, G.; 2002; S. A-1417-1419

nochmal steigern und deutlich optimieren. Die Chancen der Digitalisierung im Gesundheitswesen lassen sich aus verschiedenen Blickwinkeln betrachten, wie zum Beispiel:

- Bessere medizinische Versorgung für Patienten (Personalisierte Medizin)
- Steigerung der Effizienz der Behandlungen und Dienstleistungen
- Kosten- und Personalsparend

2.3.1 Individualisierung und Personalisierung der Medizin

Eine womöglich individuelle und zielgerichtete Behandlung und Therapie war schon immer das Ziel der prinzipiell gut entwickelten Medizin in Deutschland. Dies war auch lange Zeit mit Hilfe von technologischen Fortschritten auf hohem Niveau umsetzbar. Somit ist das Anstreben einer personalisierten Medizin nicht neu, mit vielen neuen technischen Errungenschaften bekommt dies allerdings eine neue Dimension. Dank der enormen Menge an Daten, ist es heute schon möglich, Patienten nicht nur einer Diagnosegruppe zuzuordnen, sondern diese auch als Individuen zu behandeln. Wie schon erwähnt, trägt die Digitalisierung auch zur Stärkung der Position des Patienten bei und verändert maßgeblich seine Rolle beim Streben nach der bestmöglichen individuellen Chance zur Vermeidung, Behandlung bzw. Heilung von Krankheiten. Die neuen Informations- und Kommunikationsmöglichkeiten nehmen den Patienten mehr in die „Pflicht" und geben ihm gleichzeitig mehr Selbstbestimmung.

Dadurch verändert sich das Arzt-Patient Verhältnis enorm. Passend dazu ist die Aussage von Hood und Galas, dass die Medizin der Zukunft eine Veränderung der klassischen Medizin hin zur einer proaktiven „Disziplin" mit sich bringen wird, bei der Krankheiten bereits sehr früh diagnostiziert werden können. Damit könnte die Therapie viel effizienter und gleichzeitig zeit- und kostensparender werden.[44]

2.3.2 Steigerung der Sicherheit und Effizienz der Leitungen, Behandlungen und Therapien

Bereits ein schnellerer Informationsaustausch über Krankheiten und Therapiemöglichkeiten unter den Akteuren des Gesundheitssystems trägt definitiv zu einem enormen Fortschritt im Gesundheitswesen bei. Patienten können somit

---

[44] Vgl.: Liebrich, F.; 2017; S.13

zum Beispiel im Notfall besser und schneller versorgt werden. Dazu sind in den letzten Jahren auch neue Methoden und technische Errungenschaften gekommen, die die medizinische Versorgung in ganz andere Dimensionen versetzen können. Die Auswertung von Körperfunktionen, wie Puls, Blutdruck, Blutzucker, Schlaf, oder Schrittzahl, ist durch mobile Geräte, wie Smartwatches, oder Fitnessarmbänder möglich geworden. Sie bietet chronisch kranken Patienten mehr Kontrolle und Sicherheit. Noch mehr Patientensicherheit und Fehlervermeidung kann durch eine vernetzte Erhebung und Bereitstellung von Patienten- und Behandlungsinformationen, in Form der eGesundheitskarte und ePatientenakte (geplant zum 01.Januar 2021[45]), erzielt werden, natürlich unter Erfüllung von Datenschutzvorkehrungen. Auch die vermeidbaren doppelt durchgeführten Untersuchungen könnten damit fast vollständig ausgeschlossen werden. Dies kann Patienten viel Leid, Ärzten Zeit und dem Gesundheitssystem Kosten sparen. Eine optimal geführte elektronische Akte kann sogar ein individuelles, gebündeltes Gesundheitsprofil ermöglichen und dadurch beispielsweise auch neue Möglichkeiten der Prävention „auf Maß" vorschlagen. Generell bietet die Digitalisierung im Gesundheitswesen in Zukunft die Chance, mehr Prävention, statt Reparaturmedizin zu betreiben, zumal sich viele Krankheiten in Zukunft in einem sehr frühen Stadium erkennen lassen und ihr Ausbruch dadurch verhindert werden kann. Unser Verhältnis zur Medizin wird sich radikal ändern. Heute gehen Patienten zum Arzt, wenn sie gerade krank sind, der Arzt reagiert auf diesen Anlassfall. In Zukunft wird Medizin lebensbegleitend durch eMonitoring und eDiagnose eingesetzt werden. Die Medizin wird dann nicht nachträglich reagieren, sondern bereits vorab. Prävention wird in vielen Fällen die Reparaturmedizin ablösen. Eine Auswertung, eine Big-Data-Analyse, kann schon heute Korrelationen und Kausalitäten generieren, neue Erkenntnisse und medizinische Hypothesen zu Krankheitsentwicklungen ermöglichen und damit mehr Transparenz und qualitative Verbesserungen in der Versorgung erzielen. Digitale Transformation, Personalisierung und Prävention sind die Treiber der neuen digitalen Medizin.

Im Gesundheitswesen existieren inzwischen etliche digitale Angebotsmöglichkeiten, die bereits gut funktionieren, oder werden in Kürze den Patienten zur Verfügung stehen. Folgende Beispiele zeigen verschiedene Dienste und

---

[45] https://www.bundesgesundheitsministerium.de/digitale-versorgung-gesetz.html

Leistungen für Patienten, die die Effizienz der Gesundheitsversorgung allgemein spürbar verbessern:

2.3.2.1 Digitalisierung von Prozessen

Elektronisches Rezept und Medikamentenplan

Mit der Verabschiedung des „Gesetz für mehr Sicherheit in der Arzneimittelversorgung (GSAV)" am 16.Aufgust 2019, wurde definitiv ein grünes Licht für das eRezept gegeben. Seit dem Tag „… haben die Spitzenorganisationen im Gesundheitswesen sieben Monate Zeit, die notwendigen Grundlagen für die Verwendung des elektronischen Rezeptes zu schaffen. Neben einer Erprobung im Rahmen von Modellprojekten werden dann bis zum 30. Juni 2020 die technischen Festlegungen dafür getroffen, dass für die Übermittlung des elektronischen Rezepts zukünftig die sichere Telematikinfrastruktur im Gesundheitswesen verwendet werden kann".[46] Das E-Rezept verbindet auch weitere digitale Anwendungen, von der Medikationserinnerung bis hin zum Medikationsplan mit einem eingebauten Wechselwirkungscheck. Dies bringt enorme Sicherheitsverbesserungen für Patienten mit, denn so können sofort mögliche Neben- oder Wechselwirkungen bei der Medikation erkannt und ausgeschlossen werden.

Elektronische Krankmeldung

Mit der Durchführung der Studie „Pilotierung einer technischen Lösung für die Übermittlung der elektronischen Arbeitsunfähigkeitsbescheinigung (eAU)" die im Auftrag des Bundesministeriums für Gesundheit bereits im Jahr 2012 erstellt und veröffentlicht war, wurden die erste Schritte für die Einführung der eArbeitsunfähigkeitsbescheinigung gemacht. Diese Studie hat die Zweckmäßigkeit des Vorhabens voll bestätigt und die Einführung empfohlen, vorausgesetzt, es wird eine entsprechende Telematikinfrastruktur zur Verfügung stehen.[47]

Digitale Terminvereinbarung

Der Wunsch nach Flexibilität und Komfort beflügelt generell neue Online-Services in der Gesundheitsversorgung. Eine Online-Terminvergabe ist immer möglich, nicht nur zu den Sprechzeiten der Praxis. Patienten können dabei alle verfügbaren Termine einsehen und den für sie besten Termin wählen. Am

---

[46] BMG; 2019
[47] Vgl.: BMG; Pilotierung einer technischen Lösung für die Übermittlung der elektronischen Arbeitsunfähigkeitsbescheinigung (eAU); 2012

Telefon bestehen hingegen Skrupel, sich alle freien Termine vorlesen zu lassen. Damit bietet die Online-Terminvergabe einen besonderen Service für die Patienten – Flexibilität und Transparenz. Der Vorteil für Mitarbeiter der Arztpraxis liegt auf der Hand: das Telefon klingelt seltener und es bleibt mehr Zeit für andere Aufgaben.

Digitale Erinnerung – Impftermine, Vorsorge- und Folgeuntersuchungen

Eine Online-Terminvergabe erinnert den Patienten zusätzlich an den bevorstehenden Termin. Dieser kann selbständig verschoben werden. Somit könnten auch die nicht wahrgenommenen Arzttermine entscheidend verringert werden.

Armbänder zu mehr Patientensicherheit im Krankenhaus

Ein kurzer Scan genügt und schon wissen Ärzte, welcher Patient vor ihnen liegt, wie der Behandlungsplan aussieht und welche Medikamente zum Einsatz kommen. Kliniken gelingt es, mithilfe von modernen Armbändern, die Patientensicherheit auf ein neues Level zu heben und zugleich ein effizientes sowie kostengünstiges Verwaltungssystem zu etablieren.[48]

2.3.2.2 Digitalisierung bei Diagnostik

Eine bedeutende Rolle werden in Zukunft digital unterstützte Diagnoseverfahren spielen. Ein mit einer Datenbank verbundener Computer wird in der Lage sein, sekundenschnell große Datenmengen auszuwerten, Krankheitsbilder schneller und präziser zu erkennen und optimale Therapien vorschlagen. Keine App sollte allerdings ein Arztbesuch ersetzen.

Anamnese-App beim niedergelassenen Arzt

Diese kann digital Vorerkrankungen und aktuellen Krankheitsverlauf von Patienten vorab erfragen – also einen Teil der Anamnese übernehmen. Damit ist der behandelnde Arzt von Anfang an „im Bild", die Behandlung gewinnt an Qualität und dauert kürzer.[49]

---

[48] https://www.brother.de/blog/branchentrends/2019/patientensicherheit-im-gesundheitswesen
[49] Vgl.: https://www.unicross.uni-freiburg.de/2017/11/anamnese-per-tablet/ 12/2019

Diagnose von Hautflecken per Smartphone

Eine Erstmeinung über eine Teledermatologie-Anwendung sollte als ein möglicher Schritt vor einem Arztbesuch sein[50].

2.3.2.3 Digitalisierung bei Behandlung

Online Sprechstunde

Patienten können sich auch direkt von Zuhause aus untersuchen lassen. Der Patient erhält bei seinem Arztbesuch, nach schriftlicher Einwilligung, einen Termin für die Folgeuntersuchung und den Zugang für die Online-Anmeldung. Die eigentliche Sprechstunde läuft dann ähnlich wie ein Video-Chat per Skype ab. Zusätzlich besteht die Möglichkeit, Fotos anzusehen und zu bearbeiten, Notizen zu machen und Skizzen des Arztes festzuhalten. Dies alles kann auf dem eigenen Computer gespeichert werden.

Tinnitus-App „Tinnitracks"

„Tinnitus-Patienten können von der Behandlung mit einer Smartphone-Applikation (App) profitieren, die speziell auf ihr Hörgeräusch zugeschnitten ist. Mittels der Tinnitracks-App können Patienten ihr Ohrgeräusch mit der eigenen Lieblingsmusik bekämpfen. Für dieses Hörtraining bestimmt ein HNO-Arzt zunächst gemeinsam mit dem Patienten die Frequenz seines Störtones. Einmal in die App auf dem Smartphone des Versicherten eingegeben, schaltet sie in dessen Lieblingsmusik genau diesen Ton aus. Die Aufgabe besteht für die Patienten darin, ein Jahr lang für 90 Minuten täglich Musik zu hören, in der die betreffende Frequenz gefiltert wird.

Durch das veränderte Klangbild kann sich die Aktivität der überaktiven Nervenzellen, die für den Tinnitus verantwortlich sind, reduzieren, sodass die Lautstärke des störenden Tons nach einer zwölfmonatigen Behandlungsdauer abnimmt"[51]

Digitales "Beruhigungsmittel" bei Eingriffen

„Bei Eingriffen in Lokalanästhesie oder längeren therapeutischen Interventionen haben Patienten keine Schmerzen, können aber unter Stress stehen, weil sie die Operation wahrnehmen und Angst verspüren. Das kann die medizinischen

---

[50] https://www.aerztezeitung.de/Wirtschaft/Diagnose-von-Hautflecken-per-Smartphone-229709.html
[51] https://www.aerzteblatt.de/nachrichten/99777/Patienten-bewerten-Tinnitus-App-positiv

Risiken beeinflussen und einen höheren Bedarf an Medikamenten verursachen. Um diese innere Anspannung zu lösen, hat die HappyMed GmbH eine spezielle Videobrille entwickelt, die nun von den Asklepios Kliniken eingesetzt wird".[52]

Methoden der virtuellen Realität bei der Adipositastherapie

Die Patienten sollen im Rahmen des Projektes zunächst ein realistisches Bild ihres eigenen Körpers erhalten. Dazu erschaffen die Forscher ein exaktes virtuelles Abbild der betroffenen Person, einen Avatar. Dazu werden Patienten mit 120 Kameras aus verschiedenen Perspektiven fotografiert.[53]

2.3.2.4 Digitalisierung bei Vorsorge / Reha / Pflege

Mobile Pflege

So dürfte die Pflegedokumentation, die derzeit noch häufig aus papierbasierter und digitaler Erfassung der Patientenakte besteht, einem anderen Prozessablauf folgen, sobald mobile Systeme eingeführt werden, mit denen die Informationen, etwa Vitaldaten und Pflegemaßnahmennahmen, direkt erfasst werden

Tool für Krebsvorsorge

Das ist eine auf Künstlicher Intelligenz (KI) basierende Software mit der Radiologen in der Brustkrebsfrüherkennung künftig Bildmaterial hundertprozentig gesunden Gewebes schneller von dem potenziell krebsbefallenen Gewebes unterscheiden können.[54]

Alternative Therapie nach einem Schlaganfall mit Virtualbrille

Mit der neuartigen VR-Therapie in Form von spielerischen Übungen können unterschiedliche Beeinträchtigungen behandelt und trainiert werden, etwa Handlähmungen, Sprachprobleme oder kognitive Störungen. Neben Rechenaufgaben können die Patienten beispielsweise virtuelle Objekte mit dem beeinträchtigten Arm bewegen, virtuell boxen oder Rhythmusaufgaben lösen. Die Übungen werden individuell an den Anwender angepasst.[55]

---

[52] https://www.pharma-relations.de/news/asklepios-bietet-digitales-beruhigungsmittel-bei-eingriffen
[53] https://www.aerzteblatt.de/nachrichten/106374/Forscher-erproben-Methoden-der-virtuellen-Realitaet-bei-der-Adipositastherapie
[54] Vgl.: https://www.aerztezeitung.de/Wirtschaft/Erstes-KI-Tool-fuer-Krebsvorsorge-zugelassen-403030.html
[55] Vgl.: https://futurezone.at/start-ups/virtual-reality-als-neue-therapie-fuer-schlaganfall-patienten/400705860

2.3.3 Digitalisierung im Gesundheitswesen – Kosten und Personal sparend

Die Kostenexplosion und der demographische Wandel zählen zu den großen Herausforderungen des deutschen Gesundheitswesens. Für die Bewältigung dieser Herausforderungen, kann Digitalisierung einen großen Beitrag leisten. Die Digitalisierung ermöglicht eine hochwertige, bezahlbare Versorgung für alle, denn laut einer McKinsey Studie kann eine gelungene Digitalisierung im Gesundheitswesen Einsparungen in Höhe von 34 Milliarden Euro bringen. Bereits die Einführung der ePatientenakte verspricht Kostenersparnisse in Höhe von 6,4 Milliarden Euro. Auch weitere damit verbundene Veränderungen versprechen deutlich, die Kosten im Gesundheitswesen zu senken, wie zum Beispiel um 9 Milliarden Euro durch papierlose Prozesse, und um 0,9 Milliarden Euro mit der Einführung des eRezeptes.[56]

Dazu kommen die enormen Zeitersparnisse (umgerechnet auf 7,7 Milliarden Euro), die durch vereinfachte Ablaufprozesse erheblich die Effizienz und Produktivität der Arbeit steigern können.[57] Digitale Technologien, wie Künstliche Intelligenz oder robotergestützte Assistenzsysteme können dazu beitragen, Ärzte und Pflegekräfte deutlich zu entlasten, etwa bei administrativen Tätigkeiten und der Dokumentation, aber auch in der Diagnostik und bei alltagspraktischen Tätigkeiten.

Zusätzlich kann die Digitalisierung dazu beitragen, den aktuellen Fachkräftemangel zu reduzieren. Der Fachkräftemangel im Gesundheitswesen spitzt sich seit Jahren dramatisch zu. Nicht nur im niedergelassenen Sektor, auch im Krankenhaus fällt den Versicherten bereits der Personalmangel auf. Bis zum Jahr 2030 fehlen mindestens 400.000 Vollzeitkräfte in Deutschland, wie eine PWC-Studie belegt[58] Die Digitalisierung im Gesundheitswesen sorgt ebenso dafür, dass Menschen in ländlichen, strukturschwachen Regionen durch telemedizinische Lösungen Zugang zu medizinischer Expertise haben. Alle genannten Aspekte würden also enorm für eine Verbesserung und Qualitätssicherung der medizinischen Versorgung in Deutschland beitragen.

---

[56] Vgl.: McKinsey&Company; 2018
[57] Vgl.: McKinsey&Company; 2018
[58] Vgl.: PwC AG; 2012; S.8

2.3.4 Digitalisierung im Gesundheitswesen – Voraussetzungen für die erfolgreiche Einführung in die Praxis

Für eine gelungene Einführung der digitalen Medizin, müssen grundsätzliche Voraussetzungen erfüllt sein (Abbildung 7). Aktuell wird aktiv an rechtlichen Rahmenbedingungen (z.b. Anpassungen in SGB V) und einer störungsfrei funktionierenden Telematikinfrastruktur gearbeitet. Ein eMedikationsplan ist z.B. bereits zufriedenstellend erprobt worden. Von BfArM zugelassene Gesundheits-Apps sind für manche Patienten mittlerweile eine Selbstverständlichkeit, ab 2020 können „gesunde Apps" dann auf Rezept verordnet werden.[59]

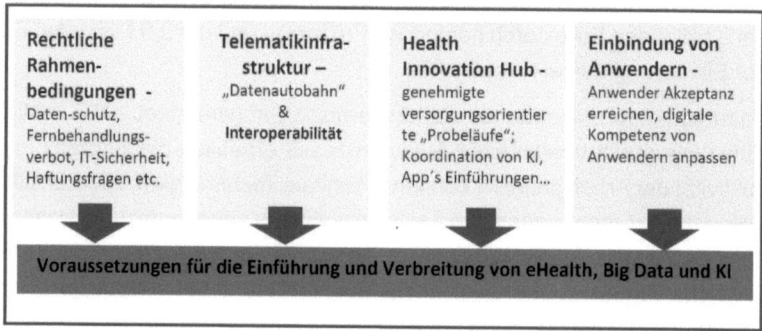

Abbildung 7: Die Haupt-Voraussetzungen für eine erfolgreiche digitale Medizin (eigene Darstellung)

Nach der Verabschiedung des „Digitalen-Versorgung-Gesetzes" (DVG) im Bundestag am 07.November 2019[60], beginnen bereits „Probeläufe" mit eRezepten und auch Online-Sprechstunden sollen zunehmend integriert werden, wie im bundesweit einmaligen Pilotprojekt im Raum Stuttgart und Tuttlingen.

Eine flächendeckende „Anwenderakzeptanz" und eine entsprechende digitale Kompetenz bei Anwendern ist allerding leider immer noch nicht im nötigen Maße gegeben. Auch das neue „Digitale-Versorgungs-Gesetz" beschäftigt sich mit dieser Problematik kaum. Lediglich die Sanktionen für Ärzte, die sich immer noch weigern, sich an die Telematikinfrastruktur anzuschließen, erhöhen sich wie bereits erwähnt, von 1% des Honorars auf 2,5%.[61] Akzeptanz oder digitale Kompetenz der Patienten ist in keiner Weise im aktuellen DGV erwähnt oder

---

[59] Vgl.: https://www.bundesgesundheitsministerium.de/digitale-versorgung-gesetz.html
[60] Vgl.: https://www.bundesgesundheitsministerium.de/digitale-versorgung-gesetz.html
[61] https://www.bundesgesundheitsministerium.de/digitale-versorgung-gesetz.html

diskutiert worden, obwohl gerade hier ein akuter Handlungsbedarf besteht, wie aktuelle Studien und Befragungen belegen.

2.4 Literatur-Auswertung

Die Digitalisierung im Gesundheitswesen ist ein sehr breites Thema und wird aktuell in vielerlei Hinsicht diskutiert, so auch in der wissenschaftlichen Literatur. Um einen Überblick über das Thema zu geben, werden in dieser Arbeit zahlreiche Beiträge, Studien und Umfragen aus akademischen Datenbanken analysiert und überblicksartig nach Themenclustern zusammengefasst. Besonderer Fokus wird bei dieser Literaturanalyse vor allem auf das Thema „Digitalisierung im Gesundheitswesen und die Akzeptanz von Anwendern" gelegt. Bereits im Vorfeld der Themenvergabe wurde eine entsprechende Literaturrecherche durchgeführt. Diese Literaturrecherche dient der theoretischen Grundlagen und ist die Basis für weitere Arbeitsschritte.

Da in dieser Arbeit ein außerordentlich aktuelles Thema behandelt wird, ist der Umfang der vorhandenen Literatur nur unterdurchschnittlich. Viel mehr wurden für diese Arbeit Informationen aus wissenschaftlichen Fachzeitschriften, amtlichen Veröffentlichungen in Printform und online gesammelt, um die höchste Aktualität der Forschung zu gewährleisten. Geichzeitig verändert sich die Lage bei der Digitalisierung im Gesundheitswesen fast täglich, sodass diese Arbeit nur den Stand der Informationen zur Zeit der Entstehung berücksichtigen kann.

2.4.1 Gesundheitssystem Deutschlands – Stakeholder Netzwerk

Stakeholder Definition:

> „Eine Gruppe oder Individuum die / das ein wie immer geartetes legales Interesse an der Institution / der Unternehmung / der Stadt / Region usw. hat und gleichzeitig auch gewisse Relevanz für die Qualität, Umsetzbarkeit, Akzeptanz von Entscheidungen dabei besitzt. Der Begriff „Stakeholder" differenziert nicht nach dem Aktivitätsniveau, oft wird jedoch eher der "aktive Betroffene" gemeint sein."[62]

Die digitale Transformation des Gesundheitswesens betrifft viele Felder. Die wesentlichen Teilnehmer des deutschen Gesundheitssystems sind die Leistungserbringer (Krankenhäuser, Reha-Zentren, Allgemein- und Fachärzte mit deren Vetretern, wie Fachgesellschaften und kassenärztlichen Vereini-

---

[62] Vgl.: https://olev.de/s/stakeholder.htm

gungen), die Leistungsträger (Krankenkassen, Sozialkassen) und natürlich die Leistungsempfänger (Patienten und Versicherungsmitglieder).[63] Die genanten Leistungserbringer und -träger können sowohl staatlich als auch privat sein. Die privat erbrachten Dienste und Leistungen, auch „zweiter Gesundheitsmarkt" genannt, sind von der klassischen (ersten) Gesundheitsversorgung abzugrenzen.[64] Zu dieser Gruppe gehören weiter auch Pharma-, Heilmittel-, Hilfsmittel- und Medizintechnikhersteller und aktuell zusätzlich auch Onlineportale, Entwickler und Hersteller von „Apps aufs Rezept". Wie in Abbildung 8 zu sehen, waren in diesem Sektor im Jahr 2017 insgesamt knapp 5,5 Millionen Menschen beschäftigt.

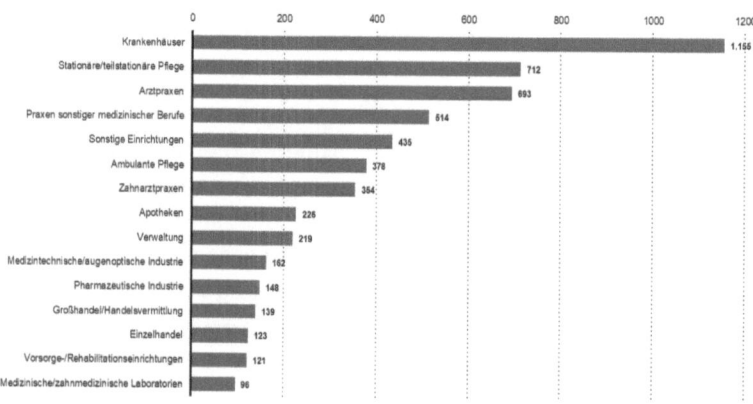

Abbildung 8: Beschäftigten im deutschen Gesundheitswesen nach Einrichtung in 2017 (in 1000)[65]

Im aktuellen App- und KI-Boom könnte diese Zahl noch deutlich ansteigen. Die digitale Medizin erfordert täglich eine enorme Anzahl von Interaktionen verschiedenster Art zwischen sämtlichen Stakeholdern des Gesundheitssystems. In der hier vorliegende Arbeit werden vor allem die Stakeholder des Gesundheitswesens definiert und beschrieben, die im direkten Kontakt zu dem Patienten stehen. Darüberhinaus soll identifiziert werden, wo, wie und in welcher Dimension die Aufklärung der Patienten, Mitglieder der GKVs

---

[63] Vgl.: Liebrich, F.; 2017; S.6
[64] Vgl.: BMG, 2016b
[65] Statista; https://de.statista.com/statistik/daten/studie/461506/umfrage/beschaeftigte-im-deutschen-gesundheitswesen-nach-einrichtung/; 13.11.2019

und PKVs und anderen Anwendern zum Thema „Digitalisierung im Gesundheitswesen" stattfinden soll. Dies ist eine unabdingbare Voraussetzung für einen effizienten und reibungslosen Ablauf in der modernen digitalen Medizin. Als wichtigste Stakeholder werden folgende Teilnehmer und Fachgruppen des Gesundheits-systems betrachtet und erörtert:

- Patienten
- Allgemein- und Fachärzte
- Krankenhäuser
- Apotheken
- Pflegeeinrichtungen
- Rehas
- Krankenkassen
- Pharma-& Medizintechnik

Die Vorteile, die sich jede dieser Gruppe von einer digitalen Transformation erhofft, sind sehr unterschiedlich da auch jeder der Akteure andere Bedürfnisse hat.

2.4.2 Digitalisierung im Gesundheitswesen - ein Gewinn für alle Teilnehmer

Grundsätzlich bietet die Digitalisierung im Gesundheitswesen eine bessere und gleichzeitig bezahlbare Versorgung. Sie bietet darüberhinaus die Möglichkeit, dem Fachkräftemangel entgegen zu wirken. Bestes Beispiel für einen Gewinn der Digitaisierung im Gesundheitswesen für alle Teilnehmer ist mit Sicherheit die geplante elektronische Patientenakte. Ab dem 01. Januar 2021 können alle gesetzlich Versicherten eine elektronische Patientenakte (ePA) ihrer

- Befunde
- Diagnosen
- Therapiemaßnahmen
- Behandlungsberichte
- Impfungen
- Elektronische
- Medikationspläne
- Elektronische Arztbriefe
- Notfalldatensätze

Krankenkassen erhalten. In der ePA können z.B. folgende Gesundheitsdaten des Patienten gespeichert werden, sofern der Patient dies wünscht[66]:

Die Interaktionen, die mit Hilfe einer Patientenakte durchgeführt werden können, sind in Abbildung 9 vereinfacht dargestellt[67]. Der schnelle Zugang zu zahlreichen Patientendaten ist damit sehr vielversprechend. Neben der Steigerung der Effizienz und Effektivität der Behandlung macht die Vermeidung von unnötigen Doppeluntersuchungen und die Steigerung der Behandlungssicherheit die ePatientenakte zur einem Kernstück der Patientenversorgung.

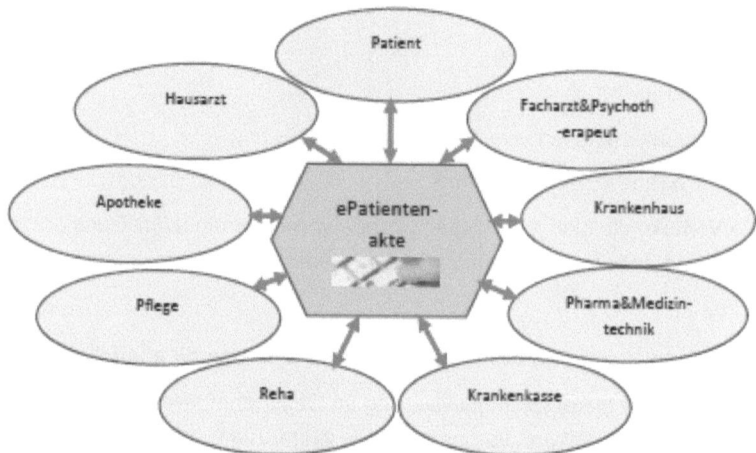

Abbildung 9: Nutzung der ePatientenakte nach BMG (eigene Darstellung)

Zusätzlich ist eine einfachere, gezieltere und effizientere Kommunikation unter den Stakeholdern zu erwarten. All diese Argumente sprechen dafür, dass die ePatientenakte auch in Deutschland zu einem Meilenstein der modernen Medizin wird. Wie bereits erwähnt, zeichnet sich bei diesem Vorhaben schon jetzt ein vielversprechendes Interesse, Akzeptanz und Nutzungszustimmung seitens der Patienten und das auch in allen Altersgruppen ab, wie in Abbildung 10 zu sehen. Interessant ist dabei, dass die Bereitschaft die ePA zu nutzen in der Altersgruppe 50-64 Jahre leicht zurückgeht und bei den Älteren, also in Gruppe 60 plus die Nutzungsbereitschaft wieder steigt.Die Funktionalität und der Nutzen dieser ePatientenakte sind mittlerweile zumindest theoretisch vielen

---

[66] BMG
[67] BMG

klar und es scheint bereits zahlreiche Befürworter zu geben, vielleicht auch weil die Daten der ePatientenakte unter ausschließlicher Hoheit des Patienten stehen sollen.[68]

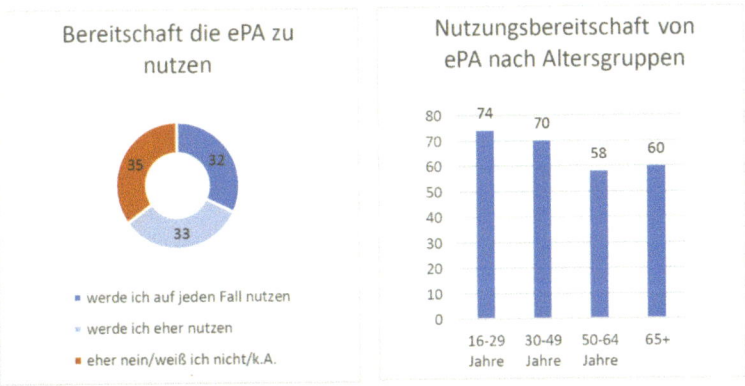

Abbildung 10: Nutzungsbereitschaft der geplanter ePatientenakte unter den Patienten[69]

Das Thema „Datenspeicherung" ist immer noch eine Hürde in den Köpfen vieler Anwender – und das nicht nur unter den Patienten.[70] Ein gutes Sicherheitssystem in der IT, welches nur berechtigten Ärzten den Zugang zu sensiblen Daten gewährt, ist hierbei essentiell wichtig und für viele für die Nutzungsbereitschaft entscheidend. Sicher ist, dass die Akzeptanz der ePatientenakte eine durchdachte und gelungene Aufklärung der Anwender verlangt. Natürlich ist die ePatientenakte nur ein Beispiel von vielen, welches die Digitalisierung im Gesundheitswesen mit sich bringt, sie wird aber unbestritten für ALLE Teilnehmer des Gesundheitssystems einen Meilenstein in der Versorgung markieren.

2.4.2.1 Digitalisierung im Gesundheitswesen - Gewinn für Patienten und andere versicherte Mitglieder

Die Digitalisierung im Gesundheitswesen ist ein Mittel, um die medizinische Versorgung zu verbessern – von der Vernetzung der Universitätsmedizin, bis hin zur ambulanten Schwerpunktpraxis. Den Patienten bietet die Digitalisierung somit vor allem einen einfacheren, komfortableren Zugang zu erstklassigen

---

[68] Vgl.: Borg/Butzer-Strothmann/Forgó; 2017; S.40; Göbel,R./Wolff,D., 2018; S.168
[69] https://www.it-daily.net/images/Bilder-Studien/Bitkom_E-Patientenakte_1000.png
[70] Vgl.: Woratschka, R.; 2019

medizinischen Leistungen. Mit Blick auf die Abbildung 11 wird deutlich, für wie viele Patienten und Versicherungsmitglieder die Digitalisierung eine Umstellung in der medizinische Versorgung bedeutet.

Umso wichtiger wird es, gezielte und angepasste Kampagnen und Aufklärungen für die Digitalisierung rechtzeitig zu starten. Die Basis für die erwünschte einrichtungs-, sektor- und fachübergreifende Versorgung stellt im ersten Schritt die bereits beschriebene **ePatientenakte** dar.

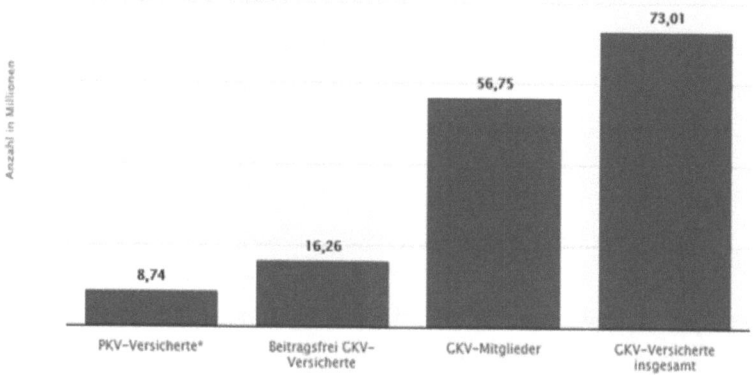

Abbildung 11: Anzahl der Mitglieder und Versicherten der gesetzlichen und privaten Krankenversicherung im Jahr 2019 (in Millionen)[71]

Eine Interoperabilität und geeignete Schnittstellen sind die Voraussetzungen für eine optimale Funktion der ePA. Eine hohe bis sehr hohe Bereitschaft (62 Prozent) Gesundheitsdaten im Rahmen einer elektronischen Gesundheitsakte an Ärzte und Apotheker weiterzugeben, wurde von der Mehrheit der Patienten signalisiert, wie es die Umfrage der Deutschen Apotheker- und Ärztebank (Apobank) zeigt, die gemeinsam mit der Statista GmbH durchgeführt wurde. Weiter finden laut dieser Umfrage 83 Prozent der Befragten, dass die Digitalisierung des deutschen Gesundheitswesens Nachholbedarf hat, denn die Patienten wünschen sich die Erleichterungen, die sie durch die Digitalisierung bereits im Alltag erfahren, auch im Bereich der medizinischen Versorgung zu genießen.[72] Sie erwarten außer der ePatientenkte auch eine gut funktionierende **Online-**

---

[71] https://de.statista.com/statistik/daten/studie/218457/umfrage/groesste-gesetzliche-krankenkassen-nach-anzahl-der-versicherten/
[72] Vgl.: https://www.aerzteblatt.de/nachrichten/94814/Patienten-offen-fuer-digitale-Angebote

Terminvereinbarung (59 Prozent) und den **Austausch mit Ärzten und Apothekern per E-Mail** (32 Prozent)[73]. Nicht zu vernachlässigen ist die unterschiedliche Bereitschaft zur Nutzung der ePA in den verschiedenen Bundesländern (Abbildung 12).

Die Nutzungsbereitschaft der **Telefon-sprechstunde (27 Prozent)** und der **Video-Sprechstunde (26 Prozent)** ist dagegen nicht ganz zufriedenstellend, vor allem mit Blick auf die Telemedizin, auch „telemedizinisch gestützte Betreuung von Patienten" genannt.

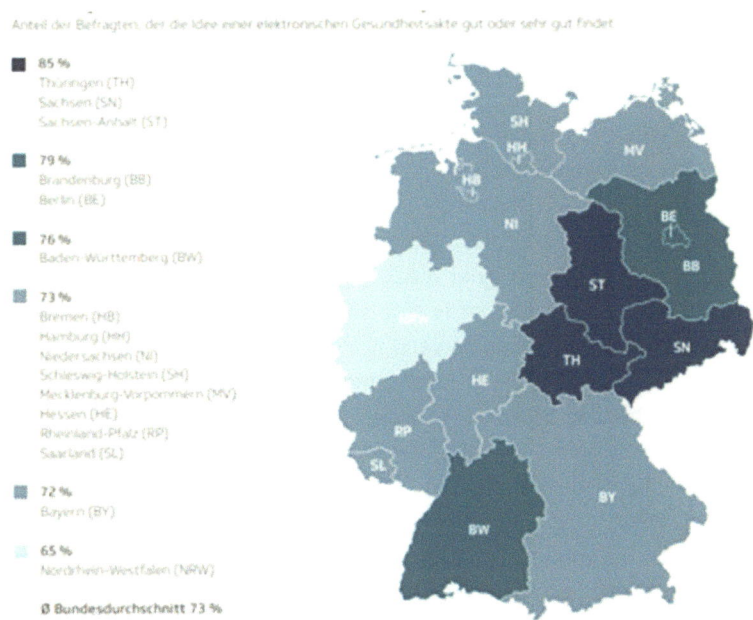

Abbildung 12: Zustimmung zur elektronischen Gesundheits-akte in den verschiedenen Bundesländern[74]

Diese ist in besonderem Maße abhängig von den beiden genannten digitalen Kommunikationsformen. So können z.B. 60 von 100 gängigen hausärztlichen Diagnosen mit Hilfe der Videosprechstunden erstellt werden.[75] Die Patienten müssen vor diesem Videogespräch zuerst wichtigste Grundinformationen zu

---

[73] Vgl.: https://www.aerzteblatt.de/nachrichten/94814/Patienten-offen-fuer-digitale-Angebote
[74] Homo Digivitalis; TK-Studie zur Digitalen Gesundheitskompetenz 2018
[75] Vgl.: Specht; 2018; S.281

den Symptomen online in eine Anmeldemaske eingeben und gegebenenfalls auch Bilder hochladen (Fotos von Ausschlag, allergischen Reaktionen oder auch kleinen Verletzungen). Ziel ist es, während des Videogesprächs eine Diagnose zu erstellen, medizinische Beratung anzubieten, Medikamentenverschreibung per eRezept und / oder eine eÜberweisung zur weiteren Behandlung an einen präsenten Arzt zu erstellen. In den USA ist diese Dienstleistung für 31$ bereits sehr beliebt und weit verbreitet. Mit Telemedizin werden dort Millionen von Kunden behandelt.[76] Die Zahlen aus Schweden zeigen, dass dort über 200 Ärzte bereits auf diese Weise arbeiten und so über 1% aller Arzttermine .abgewickelt haben[77]

Der Mehrwert dieser Angebote liegt auf der Hand und stellt vor allem für ländliche Gebiete eine vielversprechende Möglichkeit dar, eine optimale medizinische Versorgung zu gewährleisten. Besonders, da sich die Telemedizin nicht nur für akute Symptombehandlung anbietet, sondern auch für die Nachsorge oder Behandlung von chronisch kranken Patienten. Eine Auswertung von Patientendaten, wie Blutdruck, Temperatur; Herzfrequenz, Kalorienverbrauch, Schlafqualität, usw. von einer medizinischen App und anschließende Besprechung dessen, ist ebenso per Telefon- oder Videosprechstunde komfortabel umsetzbar und mit dem Alltag zu vereinbar. Nicht zuletzt bietet diese Art von Patienten-Arzt-Verbindung auch ideale Informations- und Reaktionsmöglichkeiten bei, z.B. schweren Stürzen; Herzinfarkt, Blutzuckerschock; schwerer Depression oder ähnlichem. Obwohl diese digitale Form des Arztbesuchs vor allem den Patienten auf dem Land enorme Vorteile bietet sind bis jetzt eher die Patienten in Städten bereit diese tatsächlich zu nutzen. Patienten aus kleinen Orten und Gemeinden mit weniger als 5.000 Einwohnern, sind deutlich weniger an einer Videosprechstunde interessiert, als in Städten mit mehr als 100.000 Einwohnern.[78] Auch hier zeichnet sich ein enormer Aufklärungsbedarf ab, um Patienten die Vorteile der Telemedizin nahezubringen.

Unter der Bezeichnung „**App aufs Rezept**" werden mittlerweile diverse Smartphone-Apps entwickelt, welche die Zukunft der Medizin gravierend verändern werden. Diese vollständig in dieser Arbeit vorzustellen und zu erklären ist jedoch nicht beabsichtigt, da die Apps sehr stark fach- und indikationsspezifisch und

---

[76] Vgl.: Specht; 2018; S.281
[77] Vgl.: Specht; 2018; S.281
[78] Vgl.: Hilmes, C.; 08/2019

auf jeweils eng definierte Patienten- und Personengruppen zugeschnitten sind. Die allgemeine Aufklärung zur Digitalisierung im Gesundheitswesen sollte sich zuerst auf die Basis-Dienste fokussieren, die jedem Patienten und jedem Versicherungsmitglied Verbesserungen in der Gesundheitsversorgung bieten, ob bei der Prävention, bei der Behandlung, während eines Reha-Aufenthaltes oder auch bei der Nachsorge. Alle diese Felder können die **ePatientenakte** und die **Telemedizin** bedienen. Diese beiden digitalen Angebote versprechen den Patienten und anderen Versicherungsmitgliedern großen erkennbaren Nutzen.

Ein weiterer Vorteil der Digitalisierung für die Patienten besteht darin, dass sich Patienten selbst im Internet über verschiedene Krankheiten, Symptome und Therapiemöglichkeiten informieren können, bis zur Verbindung zur Selbsthilfegruppen und Foren. Natürlich ist hier auch Vorsicht geboten, denn nicht alle Quellen sind seriös und / oder vollständig. Nichtsdestotrotz bewerten viele Ärzte vorinformierte Patienten positiv und werten die Gesprächsqualität erhöht ein.[79]

2.4.2.2 Gewinn für Krankenhäuser

Die Vernetzung von Mensch, Maschine und Produkten im Gesundheitswesen, mithilfe von Informations- und Kommunikationstechnologien ist im Krankenhaus noch gravierender als in anderen Bereichen der medizinischen Versorgung. Aktivitäten und Geschäftsmodelle, die eine interaktive, vernetzte, intersektorale und interprofessionelle Versorgungssteuerung unter Echtzeitbedingungen zum Gegenstand haben, um substanzielle Wertsteigerungen im Gesundheitswesen zu erzielen, sind im Krankenhaus bereits durchaus verbreitet und unter dem Namen „**Krankenhausinformationssystem - KIS**" bekannt.

Definition Krankenhausinformationssystem - KIS:

„Krankenhausinformationssysteme sind in der Regel umfangreiche Softwareprodukte, welche über viele verschiedene Schnittstellen in der Lage sind, die Informationen und Daten der unterschiedlichsten Computernetzwerke und Systeme innerhalb eines Krankenhauses verfügbar zu machen und darzustellen. Dabei werden in einem Krankenhausinformationssystem alle im Krankenhaus vorhandenen Computernetzwerke inklusive der zuständigen Server, aber auch alle festen und mobilen Arbeitsplätze zusammengefasst".[80]

---

[79] Vgl.: Vgl.: Liebrich, F.; 2017; S.68
[80] Klein, M.; Juli 2019

Die Komplexität des Vorhabens einer optimalen Digitalisierung in Krankenhäusern, macht diesen Prozess zur Mammutaufgabe. Angesichts der Anzahl von Krankenhäusern in Deutschland, lässt sich dies noch besser nachvollziehen. Im Jahr 2017 waren in Deutschland 1.942 Krankenhäuser aktiv.[81] Interessant ist dabei die Beobachtung, dass große Krankenhäuser mit Universitätsstatus (bzw. akademische Lehrkrankenhäuser) IT-affiner sind, als kleinere Allgemeinkrankenhäuser. Hier zeigt sich eine signifikante Differenz von 10 Prozentpunkten im t-Test (p < 0,01)[82]. Weiter zeichnen sich in Sachen Digitalisierung erkennbare Unterschiede auch zwischen den Krankenhäusern angesichts der Trägerschaft ab. Es lässt sich also vermuten, dass sich dementsprechend Krankenhäuser in verschiedenen Bundesländern aktuell auch auf einem unterschiedlichen Niveau der Digitalisierung befinden.

---

[81] Vgl.: file:///C:/Users/Jirka/Downloads/study_id6565_krankenhaeuser-statista-dossier.pdf
[82] Vgl.: Krankenhaus Report 2019; S.43

Theoretische Grundlagen

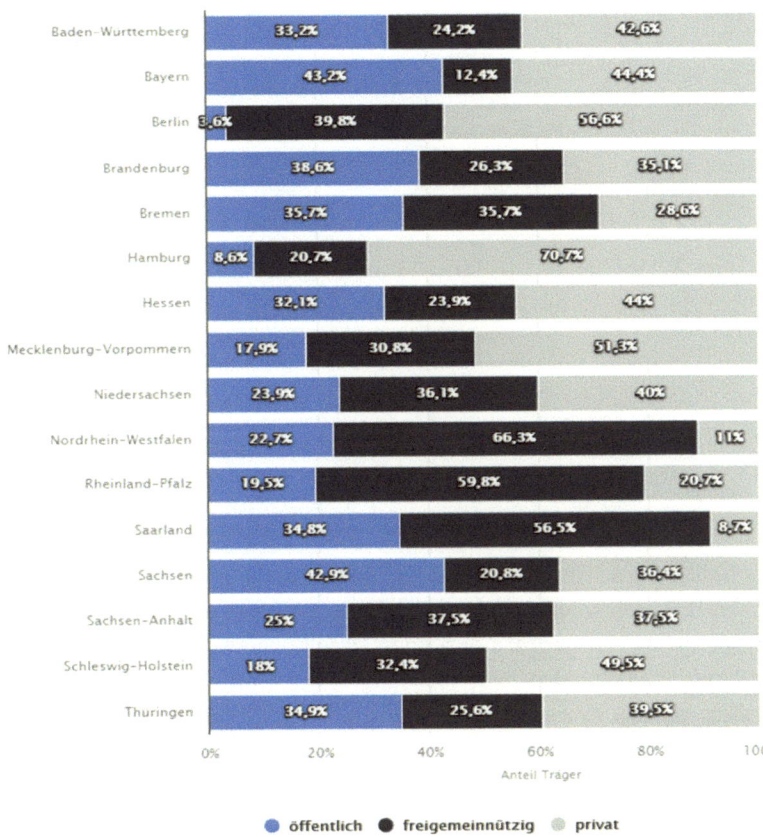

Abbildung 13: Anteil der Krankenhäuser in BRD nach Trägerschaft und Bundesland im Jahr 2017[83].

Neben den zum Teil noch visionären Diskussionen über den Einsatz von Big Data, Künstlicher Intelligenz und Robotik, beschäftigen sich viele Krankenhäuser intensiver mit den Möglichkeiten der Telemedizin, insbesondere zur Vernetzung untereinander, sowie auch mit anderen Leistungserbringern, vor allem im niedergelassenen Bereich. Der Einsatz eines zielorientierten, integrierten Krankenhausinformationssystems (KIS), dessen Kern auch hier die elektronische Patientenakte darstellt, ist die wesentliche Voraussetzung für eine gelungene Digitalisierung in Krankenhäusern.

---

[83] Statistisches Bundesamt, Anteil der Krankenhäuser in Deutschland nach Trägerschaft und Bundesland im Jahr 2017 Statista/11/ 2019

49

Theoretische Grundlagen

1.) Patientengerichtete Dokumente		Medizinische Dokumentation	Radiologieakte
Pläne	Medikationsplan		Laborakte
Ausweishefte	Blutspendeausweis		Medizingerätediagnostik
	(Zahnärztliches) Bonusheft		Arztbriefe
	Untersuchungsheft für Kinder		Telemonitoring
Pässe	Impfpass		Homecare
	Allergiepass	Erweiterte medizinische Dokumentation	Wechselwirkungsprüfung
	Brillenpass		Kontraindikationsprüfung
	Mutterpass		
Verfügungen	Organspende	3.) Kostenträgergerichtete Dokumente	
	Körperspende	Abrechnungsrelevante Dokumente	Arbeitsunfähigkeitsbescheinigung
	Patientenverfügung		Leistungsabrechnung
	Einwilligungserklärungen	4.) Vom Patienten selbst erhobene Daten	
Organisation	Terminverwaltung		Patiententagebuch
	Informationsportale		Vitalparameter wie Gewicht oder Blutzucker
2.) Leistungserbringergerichtete Dokumente			
Medizinische Dokumentation	Anamnesebögen		Daten aus Webanwendungen und Apps wie Fitnessdaten
	Medizinische Basisdokumentation		
	Behandlungsdokumentation		Eingabe von nicht apothekenpflichtigen Arzneien in den

Abbildung 14: Potentielle Inhalte und Funktionalitäten einer ePatientenakte[84]

Es wird also auch in Krankenhäusern ein besonderes Augenmerk auf die elektronische Patientenakte (EPA) gelegt. Denn auch hier ist sie für den medizinischpflegerischen Kernprozess besonders wichtig und wertvoll. Den möglichen Inhalt der ePatientenakte zeigt Abbildung 14 auf. Darauf aufbauend können viele weitere digitale Anwendungen, unter Beachtung des Datenschutzes und der Datensicherheit, im Krankenhaus zum Einsatz kommen, vorausgesetzt, die Finanzierung der Digitalisierungsmaßnahmen ist gesichert und es steht entsprechend geschultes Personal zur Verfügung. Als eines von vielen Hemmnissen für den IT-Ausbau bei deutschen Krankenhäusern gilt nämlich, der noch nicht klar zu erkennende Nutzen der Digitalisierung in Kombination mit der nicht optimalen Benutzerunfreundlichkeit vieler IT-Systeme, sowie Unsicherheiten bezüglich des Datenschutzes.[85] Bei Anwendern sind vermehrt Zweifel und Skepsis bezüglich des Nutzens von IT-gestützten Prozessen zu verzeichnen. Diese Prozesse führen nämlich kurzfristig möglicherweise zu einer Mehrbelastung. Bei der Einführung der digitalen Patientenakte beispielsweise, können sich Zugriffs- und Dokumentationszeiten erst mittelfristig, nach einer gewissen Lernphase, senken. Wie erwähnt, wird oft Kritik an der nicht zufriedenstellenden Benutzerfreundlichkeit von IT-Systemen geäußert. Displays sind zu klein, aufgrund der

---

[84] Krankenhaus Report; S.
[85] Vgl.: Krankenhaus Report 2019; S.29

unzureichend ausgebauten Infrastruktur dauert das Abrufen von Informationen sehr lang, oder das System stürzt sogar gänzlich ab[86]. Bei einer Umfrage unter 1.800 Krankenhausärzten kamen nur 11 % der Ärzte zu dem Schluss, dass das von ihnen benutzte KIS benutzerfreundlich sei. In einer weiteren Studie wurde ermittelt, dass im Schnitt 34% des ärztlichen Dienstes mit der Anwenderfreundlichkeit der IT unzufrieden ist, davon sogar fast 20 Prozent diese als „unakzeptabel" empfindet[87]. Digitalisierung greift tief in die Prozesse in Krankenhäusern ein. Für die Harmonisierung der Prozesse ist es also mitentscheidend, ob Mitarbeiter in den Entwicklungsprozess eingebunden waren und entsprechend gezielt geschult worden sind. Leider ist gerade dieser Teil der Umstellung in deutschen Krankenhäusern noch ausbaufähig. 62 Prozent der Krankenhäuser bieten keine regelmäßigen Schulungen für IT-gestützte Arbeitsabläufe an.[88] Der Eigentümer und die Krankenhausleitung müssen ins besonders dafür sorgen, dass Ängste und Bedenken der Mitarbeiter z.B. beim Thema Datenschutz, ernst genommen und proaktiv in den Diskussionen bearbeitet werden. Trotz den erwähnten Hürden, steht das Thema Digitalisierung weit oben auf der Agenda der Krankenhausmanager. Fast 90% der Befragten geben an, eine Digitalisierungsstrategie entwickelt zu haben, denn die Erwartungen an die Auswirkungen der Digitalisierung in Krankenhäusern ist groß, wie Abbildung 15 bestätigt. Es lässt sich also vermuten, dass Krankenhäuser im Bereich Digitalisierung mittlerweile zielgerichtet investieren.

---

[86] Vgl.: Krankenhaus Report 2019; S.29
[87] Vgl.: Krankenhaus Report 2019; S.29
[88] Vgl.: Krankenhaus Report 2019; S.30

Theoretische Grundlagen

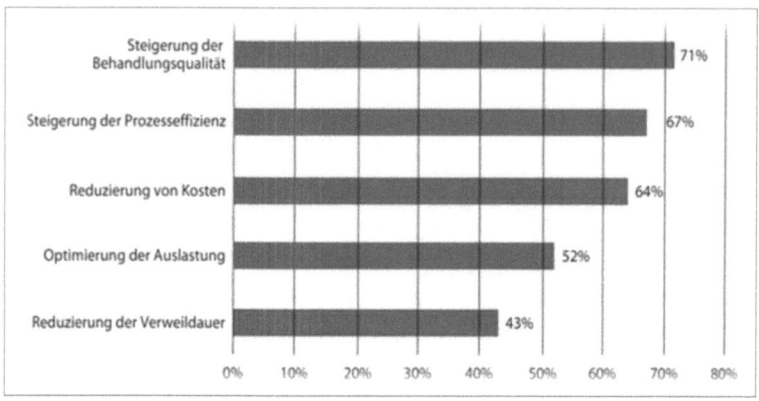

Abbildung 15: Erwartete betriebswirtschaftliche Chancen der Digitalisierung in Krankenhäusern[89]

2.4.2.3 Gewinn für niedergelassene Ärzte

Zusammengefasst könnten die Vorteile der Digitalisierung, welche sich in der Zukunft für einen niedergelassenen Arzt ergeben, wie folgt formuliert werden:

- Ausweitung von Präzisionsmedizin (personalisierte Medizin) durch Big Data Auswertung in der medizinischen Forschung
- Optimierung und Standardisierung der Behandlung (Telemedizin)
- Verbesserung der Patientenzufriedenheit (mehr Zeit für Patienten)
- Bürokratieabbau (Zeit- und Geldersparnisse)
- Zusätzliche Einnahmequellen (Finanzieller Gewinn)

Bei den niedergelassenen Ärzten spiegelt sich aktuell leider immer noch stark die allgemein unbefriedigende Situation der Entwicklung der Digitalisierung des deutschen Gesundheitssystems der vergangenen Jahre. Manche Ärzte wollen, mit latenter Skepsis gegenüber der Digitalisierung, diese selbst immer noch nicht aktiv vorantreiben, da sie diese eher als Störfaktor und als zu viel Aufwand empfinden[90]. Datenanalysen zu nutzen, um Patienten eine bessere Therapie zu bieten, ist mit Sicherheit auch im Sinne der Ärzte und dieser Aspekt der Digitalisierung ist für Mediziner bereits völlig akzeptabel. An manchen Bereichen der Digitalisierung, wie zum Beispiel der regelmäßigen digitalen Kommunikation

---

[89] Vgl.: Krankenhaus Report 2019; S.51
[90] Vgl.: Mihn, A.; 2019

(Telemedizin - sowohl Audio- als auch Video Kommunikation) mit Patienten, Kollegen oder Apothekern haben die Ärzte allerdings nur mäßiges Interesse.

Telemedizin als Zusätzliche Einnahmequelle
Noch weniger Vorteile sehen Ärzte in Online-Sprechstunden, obwohl diese Art der Behandlung eine zusätzliche Einnahmequelle eröffnen kann. Auch wenn Telemedizin keinen Arzt ersetzt, ist sie eine anwenderfreundliche Möglichkeit, medizinische Daten von Patientinnen und Patienten beobachten und beurteilen zu können. Patient und Arzt können dabei an unterschiedlichen Orten sein. In Zukunft kann die Online-Sprechstunde definitiv die Patientenzufriedenheit erhöhen.

Zwischen Ärzten können telemedizinische Anwendungen ebenso stattfinden, indem sie beispielsweise Befunde elektronisch austauschen oder Zweitmeinungen einholen.[91] Die Nutzung der Telemedizin in der niedergelassenen Praxis könnte wie folgt aussehen:

- **Telemedizin – Arzt< >Arzt** - (ggf. in Anwesenheit des Patienten) Beispielsweise zur Abklärung von Fragestellungen mit einem räumlich weitentfernten Spezialisten, Teleradiologie oder auch Kommunikation zwischen Ärzten via eArztbrief.[92]
- **Telemedizin – Arzt< >Patient** – Beispielsweise zur Nachsorge nach Einsatz von implantierbaren Apparaten und ggf. Monitoring von chronischen Krankheiten. Auch versenden von eRezept und eAU ist auf diese Weise möglich.[93]
- **Telemedizin – Arzt< >MFA** – Beispielsweise im Rahmen von Hausbesuchen, die durch die MFA durchgeführt werden.[94]
- **Telemedizin – Arzt< >Krankenhaus / Rehabilitationseinrichtung** etc. eKonsilium beispielsweise im Rahmen von Einweisungen und Entlassungen.[95]

---

[91] Vgl.: BMG; https://www.bundesregierung.de/breg-de/aktuelles/ein-direkter-draht-zum-arzt-474400; 11/2019
[92] https://www.kbv.de/html/telemedizin.php; 11/2019
[93] https://www.kbv.de/html/telemedizin.php; 11/2019
[94] https://www.kbv.de/html/telemedizin.php; 11/2019
[95] https://www.kbv.de/html/telemedizin.php; 11/2019

Seit dem 1. Oktober 2019 zahlen gesetzliche Krankenkassen eine Anschubfinanzierung für Ärzte und Psychotherapeuten, die Videosprechstunden durchführen: für bis zu 50 Online-Visiten im Quartal zehn Euro je Sprechstunde zusätzlich (insgesamt bis zu 500 Euro). Voraussetzung für den Zuschlag ist, dass die Praxis mindestens 15 Videosprechstunden im Quartal durchführt. Ärzte und Psychotherapeuten können somit bestimmte Leistungen für Gespräche und Einzelpsychotherapien abrechnen, die per Videosprechstunde erfolgen. Dabei dürfen maximal 20 Prozent der jeweiligen Leistung im Quartal per Videosprechstunde erfolgen, für den Rest ist ein persönlicher Kontakt erforderlich. Voraussetzung für psychotherapeutische Leistungen per Video ist, dass zuvor ein persönlicher Arzt-Patienten-Kontakt erfolgt ist. Seit 1. Oktober 2019 sind Videofallkonferenzen auch zwischen Arzt und Pflegekräften von Pflegebedürftigen möglich, die im häuslichen Umfeld oder in beschützenden Einrichtungen versorgt werden: für Videofallkonferenzen zwischen der Pflegekraft eines chronisch pflegebedürftigen Patienten und des Arztes / Psychotherapeuten, der die diagnostischen, therapeutischen, rehabilitativen und / oder pflegerischen Maßnahmen des Patienten koordiniert. Die Leistung ist maximal dreimal im Krankheitsfall berechnungsfähig. Voraussetzung ist, dass im aktuellen und / oder den vorangegangenen zwei Quartalen mindestens ein persönlicher Arzt-Patienten-Kontakt in derselben Praxis stattgefunden hat. [96]

Gewinn bei Bürokratieabbau durch Digitalisierung in den Arztpraxen

Auch im Bereich des Bürokratieabbaus kann die Digitalisierung in Praxen zur spürbaren Entlastung der MFAs, aber vor allem der Ärzte beitragen. Den größten bürokratischen Anteil (62%) in Arztpraxen muss immer noch der Arzt selbst bewältigen, 6% zusammen mit den MFAs, den Rest, also 32% der bürokratischen Tätigkeit, können die MFAs selbständig erledigen. [97]

Mit der Umsetzung der geplanten Umstellung auf eRezept und eAU wird der Arzt nachweislich mehr Zeit für seine Patienten haben, was wiederum zu mehr Patientenzufriedenheit führen kann. Jährlich verwenden Praxen 60,1 Arbeitstage für bürokratische Pflichttätigkeiten. Dabei sind in der Erhebung nicht die Arbeitszeiten enthalten, die für Auskünfte oder Papierformulare von Bundes- oder Landesgesetzen, sowie Vorgaben der kassenärztlichen Vereinigungen oder

---

[96] KBV; https://www.kbv.de/html/videosprechstunde.php; 11/2019
[97] Vgl.: Bürokratieindex 2019; S.19

Kommunen aufgewendet werden müssen.[98] Die KBV fordert deshalb "... eine vollständige Digitalisierung der Arbeitsunfähigkeitsbescheinigung, ohne die Notwendigkeit der parallelen Erstellung papiergebundener Bescheinigungen". Hier wurde für 2019 die zusätzliche Belastung um 31.000 Stunden auf insgesamt 4,96 Millionen Arbeitsstunden berechnet. Diese Zahlen sind nachvollziehbar, da es in Deutschland weiterhin eine steigende Beschäftigung gibt, und somit die Zahl der Menschen, die eine Krankschreibung bekommen könnten, kontinuierlich ansteigt. Aktuell werden über 80,7 Millionen Formulare jährlich ausgestellt (Rezept, AU, Überweisung). Eine Arbeitszeit von etwa vier Minuten pro Fall, ergibt über fünf Millionen Stunden insgesamt. Die Arbeitsunfähigkeits-Bescheinigungen sollen deshalb ab dem Jahr 2021 von den behandelnden Ärzten an die Krankenkassen nur noch digital übermittelt werden. Mit dem aktuell beschlossenen Gesetz informiert die Kasse in einem nächsten Schritt den Arbeitgeber elektronisch über Beginn und Dauer der Arbeitsunfähigkeit.[99] Elektronisch ausgestellte Rezepte und Arbeitsunfähigkeitsbescheinigungen können also im niedergelassenen Bereich nachweislich enorm Zeit und damit auch Geld sparen.

Akzeptanz der Digitalen Angebote unter den niedergelassenen Ärzten

Im Moment kämpft sich dieser Versorgungs- und Kommunikationsdienst allerdings noch bei den Anwendergruppen durch, sowohl bei Ärzten, als auch bei der Mehrheit der Patienten. Ärzte sehen in einer Video-Sprechstunde eher einen Vorteil für Patienten, als für sich selbst.[100] Auch der aktuelle „Status Quo der Online-Fernbehandlung in der ärztlichen Versorgungslandschaft" entspricht der Einstellung von Ärzten zur diesem Versorgungsmodel. Ganze 81% der befragten Ärzte haben sich noch gar nicht mit dem Thema Online-Sprechstunde auseinander gesetzt. (Abbildung 16).

---

[98] Vgl.: Bürokratieindex 2019
[99] Vgl.: Ärzteblatt; 10/2019
[100] Vgl.: https://de.statista.com/statistik/daten/studie/712772/umfrage/aerzteumfrage-zu-vorteilen-von-persoenlichen-und-virtuellen-sprechstunden/

Theoretische Grundlagen

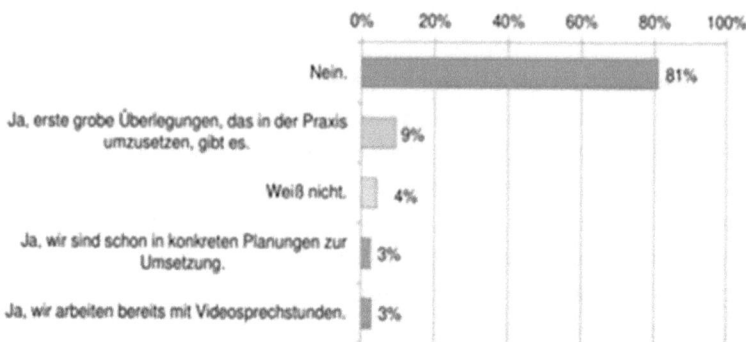

Abbildung 16: Status Quo der Online-Sprechstunde in Arztpraxen[101]

Trotz der immer noch spürbaren Abneigung von niedergelassenen Ärzten gegenüber der Digitalisierung, sind doch kleine Fortschritte bei der Akzeptanz seit dem letzten Jahr zu verzeichnen (Abbildung 17).

So wird zum Beispiel auch die „Bewertung der automatischen Medikationsprüfung durch eine Online-Gesundheitsakte" mit 71% als „gut" empfunden. Die „Veränderung der Arzt-Patienten-Beziehung durch die Digitalisierung der Versorgung (n=938)" wurde dagegen von nur 29% der befragten Ärzte als „gut" befunden.[102]

---

[101] Vgl.: DAK-Gesundheit und Ärzte Zeitung; Digitalisierungsreport 2019; S.12
[102] Vgl.: DAK-Gesundheit und Ärzte Zeitung; Digitalisierungsreport 2019; S.10

Theoretische Grundlagen

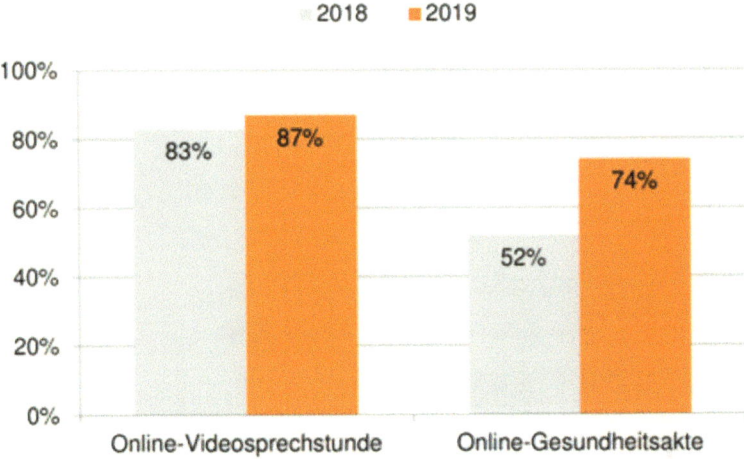

Abbildung 17: Veränderung der Bekanntheit ausgewählter digitaler Versorgungslösungen unter den Ärzten 2018-2019[103]

Auch andere digitale Versorgungsangebote sind in den Praxen noch nicht wirklich angekommen, allerdings finden beispielsweise die elektronische Terminvereinbarung und der elektronische Arztbrief langsam zufriedene Anwender unter den niedergelassenen Ärzten. Andere Angebote kämpfen sich nach wie vor nur sehr mühsam durch (Abbildung 18).

---

[103] Vgl.: DAK-Gesundheit und Ärzte Zeitung; Digitalisierungsreport 2019; S.6

Theoretische Grundlagen

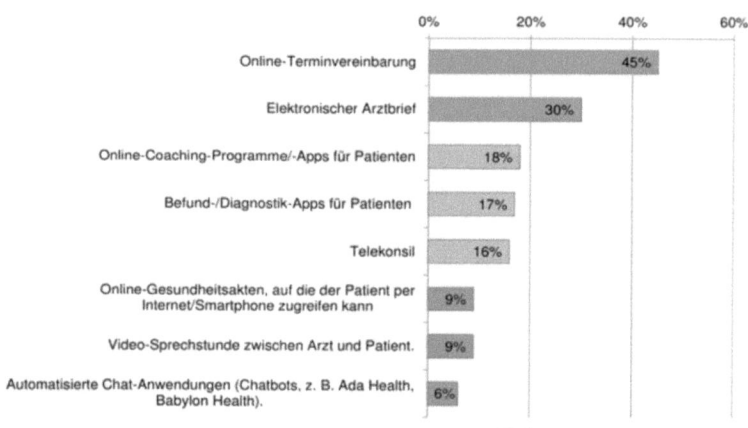

Abbildung 18: Vergleich der Verbreitung aller digitalen Versorgungsangebote unter den Ärzten[104]

Nichtsdestotrotz gibt es tatsächlich in der Ärzteschaft eine offenbar relevante Bewegung von Telematik-Anschluss-Verweigerern, auch jenseits derjenigen, die sich aus Bequemlichkeit nicht darum kümmern wollen. Hier könnte es auch möglich sein, dass manche der Verweigerer die modernste digitale Form nicht mögen, oder der Umgang mit Digitalmedien für sie in gewisser Weise fremd ist. Dieses Thema der mangelnden digitalen Kompetenz der Bevölkerung wird separat beschrieben in Kapitel 2.4.3.

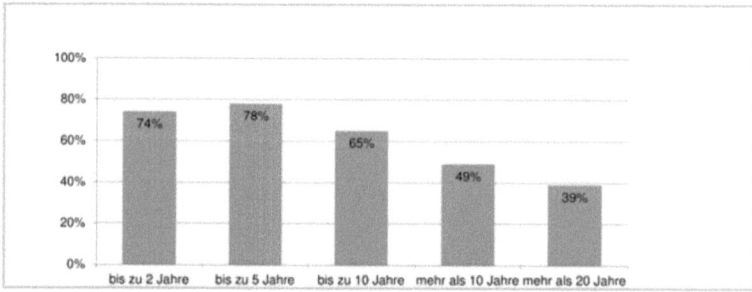

Abbildung 19: Positive Zustimmung aller digitalen Versorgungsszenarien nach Berufserfahrungsdauer[105]

---

[104] Vgl.: DAK-Gesundheit und Ärzte Zeitung; Digitalisierungsreport 2019; S.5
[105] Vgl.: DAK-Gesundheit und Ärzte Zeitung; Digitalisierungsreport 2019; S.11

Die jungen Ärzte (mit weniger Berufsjahren) versprechen sich hingegen deutlich effizientere Arbeitsprozesse von der Digitalisierung und dadurch letztlich mehr Zeit für ihre Patienten (Abbildung 20).

2.4.2.4 Digitalisierung im Gesundheitswesen - Gewinn für Apotheker vor Ort

Apotheken sind eine wichtige Säule in einem gut entwickelten Gesundheitssystem. Ihre Hauptaufgabe ist die Versorgung der Bevölkerung mit Arzneimitteln und Medizinprodukten. Neben der Abgabe, Prüfung und Herstellung von Arzneimitteln, obliegt den Apotheken darüber hinaus die Beratung und Aufklärung der Patienten.

In deutschen Apotheken sieht die Situation der Digitalisierung deutlich besser aus, als in den Arztpraxen, zumindest was das Interesse und den Willen der Apotheker und Apothekerinnen angeht. Kein Wunder, denn Apotheker sind gezwungen, als Unternehmer zu denken und auch zu handeln. Es ist mittlerweile klar, dass, soweit es um die reine Vergabe von Arzneimitteln geht, die in Deutschland noch dazu einer Preisbindung unterliegen, alle Apotheken miteinander vergleichbar, oder, zugespitzt formuliert, austauschbar sind. Die Differenzierung muss also auf anderen Wegen erfolgen.

Die Tendenzen zur Digitalisierung in Apotheken gibt es schon seit Langem. Bereits seit den 1980er-Jahren gibt es zum Beispiel die Lauer-Taxe, eine Datenbank die praktisch die Datengrundlage für die deutsche Apothekenbranche stellt, in digitaler Form und natürlich inzwischen auch in der Online-Variante.

Als Vorbild für die fortgeschrittene Digitalisierung in Apotheken gilt das Beispiel der **digitalen Lagerung**. Gerade in der Apotheke gibt es Abläufe, die von Monotonie und Wiederholung geprägt sind und dadurch ohne Weiteres automatisiert werden können. Besonders beim Warenlager tritt diese Tendenz offen zutage. Jeder Roboter kann heute problemlos Ware selbständig aus- oder einräumen. Diese Roboter, **Kommisionierautomaten**, sind voll digitalisiert und in der Lage, anders als wir Menschen, sich den Ort zu merken, an dem sie ein bestimmtes Produkt ablegen, selbst wenn sie mehrere tausend Produkte pro Tag ein- und ausräumen müssen. Diese Art von Lagerung spart natürlich Zeit, Manpower aber vor allem Lagerkapazitäten. Bei Apotheken, die solche Kommissionierautomaten nutzen, sind oft sogar keine echten Arzneimittel in den Regalen, sondern große Flachbildschirme auf denen die „Regale", samt den üblicherweise darin stehenden Produkten (Schmerzmittel, Halstabletten usw.), digital nachgebildet sind. Berührt nun der Apotheker ein bestimmtes Präparat auf dieser virtuellen Sichtwahl, so ergeht ein entsprechender Befehl an den

Automaten, der wiederum dieses Präparat auslagert. Auf Fernsehkampagnen und saisonale Besonderheiten kann per Knopfdruck reagiert werden, ohne dass die Mitarbeiter händisch die Regale erst aus- und dann mit neuer Ware wieder einräumen müssen. Beispiele wie dieses machen deutlich, dass Apotheker bereit sind, in die Digitalisierung Geld und Zeit zu investieren.

Digitale Kommunikation zwischen Apotheke und Patient

Apotheker sind also seit Jahrzenten gewöhnt, die Vorteile der Digitalisierung zu nutzen und sind mehr und mehr online mit sämtlichen Stakeholdern vernetzt. Apotheken sind essentiell wichtig in der Medikamentenversorgung und für die Beratung der Patienten. Aktuell findet ein Umdenken im Geschäftsmodell statt, um dem Medikamenten-Versandhandel etwas entgegenzusetzen. Eine wesentliche Herausforderung für Apotheken ist es, die Online-Beratung zu monetisieren, bzw. mit einem Online-Kauf zu verbinden. Mit zunehmender Konkurrenz seitens der Online-Versandapotheken, muss der Apotheker vor Ort neue Wege und Möglichkeiten suchen und umsetzen, um dem Patienten zufriedenstellende Dienste anbieten zu können. So können zum Beispiel Patienten ihre Rezepte schon heute fotografieren und zur Vorbestellung in die Apotheke schicken, oder OTC-Artikel per Smartphone vorbestellen und die Ware auf dem Weg nach Hause abholen oder sogar bequem liefern lassen, falls die Apotheke vor Ort diesen Dienst anbietet[106]. Das Einführen von **eRezepten** wird Dienste dieser Art noch häufiger werden lassen. Das Vertrauen, das die Menschen den Apothekern täglich entgegenbringen, wollen diese auch in der digitalen Welt erfüllen und gehen den Weg schon heute sehr aktiv an.

Der Apothekerverband ist zusätzlich bestrebt, eigene technische Lösungen für das eRezept zu entwickeln und hat diese bereits vorgestellt[107]. Apotheken müssen sich dafür bis Ende September 2020 an die Telematikinfrastruktur anschließen lassen. Im Jahr 2018 standen den Patienten in Deutschland 19.423 öffentliche Apotheken[108] zur Verfügung, es ist also klar dass das Anschließen auch hier ein technisch sehr aufwendiger Akt wird. Außerdem soll die Web-App des DAV[109] (Die Patienten-App der deutschen Apothekerschaft) allen Apotheken zur

---

[106] Vgl.: Giermann, F.; 2018
[107] Vgl.: Becker, F.; 2019
[108] Vgl.: https://de.statista.com/statistik/daten/studie/5063/umfrage/oeffentliche-apotheken-in-deutschland-seit-1999/
[109] Vgl.: https://www.dav-app.de/11/2019

Verfügung stehen. „Diese App wird Patienten u.a. ermöglichen, eRezepte vom Arzt entgegenzunehmen, einzusehen und zur Apotheke ihres Vertrauens zu transportieren"[110]. Das Projekt genießt schon heute großes Interesse seitens der Apotheker. Für die Patienten bleibt mit dieser Lösung auch weiter die freie Wahl der Apotheke, aber auch die Wahl, ob sie die Verordnung überhaupt einlösen wollen oder nicht. Darüber hinaus sind diese Lösungen auch mit der Datensicherheit in Einklang zu bringen, wenn das Projekt von allen Beteiligten erwünscht und unterstützt wird.

Digitale Kommunikation zwischen Apotheke und Arzt

Mit der Anzahl der eingenommenen Präparate steigt das Patientenrisiko für unerwünschte Arzneimittelwirkungen und damit die Verantwortung für alle am Verordnungsprozess Beteiligten. Laut einer Untersuchung der Apotheker kommt es durchschnittlich in jeder Apotheke mindestens einmal am Tag zu einer Warnmeldung aufgrund von Kontraindikationen[111]. In Befragungen von Apothekern wurde deutlich, dass in solchen Fällen die Erreichbarkeit des Arztes, als Aussteller des Rezeptes, schwierig ist. Jeder Apotheker steht damit regelmäßig vor der Herausforderung, diesbezüglich erfolgreich mit Fach- und Hausärzten zu kommunizieren. Insbesondere bei Patienten mit chronischen Erkrankungen ist allerdings eine gute Zusammenarbeit, ein interprofessioneller Austausch zwischen Ärzten und Apothekern, für die Versorgung des Patienten enorm wichtig.

Aktuell tauschen sich Apotheker und Ärzte meistens per Telefon aus. Für die oben beschriebene Kommunikation bietet sich natürlich wieder an, den digitalen Weg zu nehmen und das gleich aus mehreren Gründen. Das Problem der Nichterreichbarkeit (in der Praxis ist das Telefon ständig besetzt, der Arzt kann nicht sofort reagieren) kann mit einer E-Mail oder sogar einer Nachricht per Instant Messaging Diensten gelöst werden. Der angeschriebene Arzt liest die Nachricht des Apothekers, sobald die aktuelle Patientenbehandlung beendet ist und kann auf digitalem Kommunikationsweg reagieren, entweder per E-Mail, Instant Messaging Dienst, oder auch telefonisch. Dieser kurze Weg entlastet auch die Belegschaft der Arztpraxis. Denn eine Arzthelferin, die sonst dafür sorgen muss, dass die Information vom Apotheker so schnell wie möglich beim Arzt ankommt, fehlt effektiv an ihrem Arbeitsplatz. Das sorgt im Praxisablauf wiederum für Störung und Verzögerung und bringt Unruhe in eingespielte Abläufe. Zusätzlich

---

[110] https://www.dav-app.de/11/2019
[111] Vgl.: Götz; Hoffmann; Schmiemann; Willers; 2014

ergibt sich die Möglichkeit, diese Meldung, Information, oder Anfrage des Apothekers, in der Patientenakte des betroffenen Patienten zu speichern, damit sie auch später zur Verfügung steht. Außerdem wirkt die schriftliche Nachricht vom Apotheker eventuell nicht so belehrend, wie das Ärzte am Telefon oft empfinden[112], sie fühlen sich vor den Angestellten dann nicht bloßgestellt. Auf jeden Fall ist somit die Möglichkeit für verbesserte und verstärkte Kooperation zwischen Apotheker und Arzt zum Wohle des Patienten gegeben.

Mit dem durch das „Gesetz für sichere digitale Kommunikation und Anwendungen im Gesundheitswesen" neugeschaffenem Paragraf 31a SGB V[113], haben Versicherte, die gleichzeitig mindestens drei verordnete Arzneimittel anwenden, ab dem 1. Oktober 2016 gegenüber einem an der vertragsärztlichen Versorgung teilnehmenden Arzt, oder einer vom Versicherten gewählten Apotheke, Anspruch auf Erstellung und Aushändigung eines Medikationsplans[114] bzw. **eMedikationsplans.** Spätestens im Rahmen dieser Tätigkeit ist es absolut notwendig und empfehlenswert, dass die direkte Kommunikation zwischen Arzt und Apotheker reibungslos, schnell und unproblematisch funktioniert, bestenfalls digital.

Außerdem zeichnet sich ab, dass auch hier durch den Einsatz einer elektronischen Patientenakte die Transparenz, Effektivität, Effizienz und Sicherheit der medizinischen Versorgung gesteigert werden kann. Der Apotheker ist oft die letzte Prüfinstanz, bevor der Patient mit dem Arzneimittel alleine gelassen wird. Umso wichtiger ist es, die Patientendaten nochmal zu prüfen und abzugleichen, um mögliche unerwünschte Nebenwirkungen zu verhindern.

Die Apothekerschaft hat bereits im Jahr 2015 den Ausbau der digitalen Kommunikation offiziell begrüßt und hat auch als Mitglied der Gematik (Gesellschaft für Telematik Anwendungen der Gesundheitskarte GmbH) die Digitalisierung im Gesundheitswesen als große Chance bewertet[115].

Außerdem sind Apotheker bei der Medikamentenausgabe gezwungen, die regulatorischen Bedingungen nachzuprüfen. Dies alles passiert überwiegend durch Software, auch hier spielt also die Digitalisierung eine entscheidende

---

[112] Vgl.: Hohmann-Jeddi, C.; 2019
[113] Vgl.: https://www.sozialgesetzbuch-sgb.de/sgbv/31a.html
[114] https://www.abda.de/fileadmin/assets/Medikationsmanagement/DAV_FAQ_BMP_20160629.pdf
[115] Vgl.: ABDA; 2015

Rolle. Es ist erstaunlich, dass die Apothekerschaft sowohl beim Umdenken, als auch bei der Umsetzung der Digitalisierung viel weiter ist, als sämtliche andere Stakeholder. Bei der Kommunikation mit der Pharmaindustrie wünschen sich Apotheker zum Beispiel Online-Fortbildungen und auch Webinare, während die Pharmaindustrie vor allem den Außendienst immer noch für den wichtigsten Informationsweg erachtet[116]. Die Apotheker stehen also bereits in den Startlöchern, die Digitalisierung erfolgreich zu nutzen. In vielen Bereichen ist die Digitalisierung in Apotheken bereits erfolgreich mit hoher Akzeptanz durchgeführt.

2.4.2.5 Digitalisierung im Gesundheitswesen - Gewinn für Reha und Pflege

In Rahmen der Digitalisierung des Gesundheitswesens zeichnen sich auch in Bereichen der Reha und Pflege große Potenziale ab, die allerdings erst erprobt und eingeübt werden müssen. In Verbindung mit der schon mehrfach besprochenen Telemedizin, entwickeln sich enorme Möglichkeiten, diese neue Art der Versorgung auch in der Reha und Pflege einzusetzen, z.B. für die Fachgebiete Neurologie, Orthopädie und Kardiologie, durch Nutzung der verschiedenen Apps zur Messung und Auswertung von Körperfunktionen, wie Puls, Blutdruck, Blutzucker, Schlaf, Schrittzahl, usw.

Prävention, Reha und Nachsorge digitalisiert

Bei der digitalen Reha sind neben Ärzten vorzugsweise auch Physiotherapeuten, Ergotherapeuten, Sporttherapeuten, Sprachtherapeuten, aber auch Psychologen und Ernährungsberater beteiligt. Oft lässt sich bei den digitalen Geräten eine Verbindung zwischen der Prävention, der Rehabilitation und der Nachsorge herstellen, da alle diese drei Versorgungsansätze digital ähnlich durchgeführt werden können.

Die **Telerehabilitation** kann wie folgt definiert werden: *„Durchführung von Maßnahmen der medizinischen Rehabilitation unter Nutzung von Informations- und Kommunikations-technologien, was die Möglichkeit gibt, diese Rehabilitationsleistungen über bestehende räumliche und/oder zeitliche Distanzen hinweg zu nutzen"*[117]

---

[116] Vgl.: https://www.deutsche-apotheker-zeitung.de/news/artikel/2018/03/26/speed-dating-zwischen-apotheker-und-pharmaindustrie/chapter:3
[117] Vgl.: Mario A. Pfannstiel, Patrick Da-Cruz, Harald Mehlich; Digitale Transformation von Dienstleistungen im Gesundheitswesen; S.295

Theoretische Grundlagen

Die Ausstattung ist immer an den konkreten Fall gebunden und von dem gesetzten Ziel der Rehabilitation abhängig. Dabei können alle Kommunikationsarten in Betracht gezogen werden, wie z.b. Telefon-, Videogespräch, Videokonferenz als Echtzeitlösung, oder aber auch Emails und andere Nachrichtensysteme, sowie Audio-und Videodateien für asynchrone (nicht Echtzeit-) Behandlungen. Zur Erfassung von Vital- und Bewegungsdaten werden zusätzlich noch verschiedene Sensorsysteme genutzt, die der Therapeut oder auch Arzt nach Bedarf auswerten kann, also entweder in Echtzeit oder auch nachträglich. Es wird also deutlich, dass die Digitalisierung in diesem Versorgungsbereich mittlerweile unentbehrlich ist.

Derzeit wird die digitale Reha-Form im Anschluss an stationäre oder ambulante Reha-Maßnahmen eingesetzt, um den angeleiteten Heilungsprozess weiter zu unterstützen. Es besteht auch die Möglichkeit, und es ist sogar ausdrücklich erwünscht, dass sich der Therapeut in der Reha-Zeit auch mit dem Arzt über die konkrete Behandlung austauscht.[118]

Potentielle Nutzer, also sowohl die Ärzte und Therapeuten, als auch Patienten, werden bereits bei der Entwicklung der Geräte miteinbezogen. Damit wird die Passgenauigkeit der zu entwickelnden Angebote für die beteiligten Personen garantiert. Eventuelle Missverständnisse oder Schwierigkeiten beim Bedienen der Geräte können somit gleich in der Entwicklungsphase beseitigt werden.

Üblicherweise sind die zugewiesenen Tele-Reha-Anwendungen bereits in der stationären, oder ambulanten Reha im Einsatz, um den Patienten, unter Aufsicht des behandelnden Arztes und dem Therapeuten vor Ort, an diese Maßnahme zu gewöhnen und die Bedienung zu vereinfachen. Diese Maßnahmen fördern die Akzeptanz und verbessern gravierend und nachhaltig die Patientencompliance.[119] Telerehabilitative Ansätze weisen dem Patienten also mehr Verantwortung für den Behandlungserfolg zu und folgen damit dem Konzept des „Patient Empowerment".[120]

---

[118] Vgl.: Mario A. Pfannstiel, Patrick Da-Cruz, Harald Mehlich; Digitale Transformation von Dienstleistungen im Gesundheitswesen; S.296
[119] Vgl.: Mario A. Pfannstiel, Patrick Da-Cruz, Harald Mehlich; Digitale Transformation von Dienstleistungen im Gesundheitswesen; S.296
[120] Michael John, Johannes Einhaus, Stefan Klose, Gerhard Kock, Tamara Graßhoff; Bericht Telerehabilitation 2015; Berlin; 2015; S.14

Pflege Digital

„Unter Pflege wird die Betreuung von Menschen, die sich nur noch eingeschränkt selbst versorgen können, verstanden."[121]
Digitalisierung und damit verbundene Technik kann Pflegepersonal im Arbeitsalltag spürbar unterstützen, z.b. indem sie den Informationsfluss in Einrichtungen des Gesundheitswesens verbessert, oder die Versorgung von Patienten und Pflegebedürftigen besser steuert. Auch wenn evidente Nachweise für den Nutzen von Technologien noch ausstehen[122], die Entlastung durch Digitalisierung könnte letztendlich einen Gewinn für alle Beteiligten bringen: für 1,1 Millionen Beschäftigte in der stationären und ambulanten Pflege, sowie mehr als 2,9 Millionen Pflegebedürftige und deren pflegende Angehörige[123]. Die alarmierenden Prognosen lassen keine Zweifel daran, dass die steigende Zahl an Pflegebedürftigen (Abbildung 20) und der damit immer größere Bedarf an Pflegepersonal (Abbildung 21), ohne Digitalisierung und damit verbundenen Technologien in den kommenden Jahren nicht zu bewältigen ist.

---

[121] https://de.statista.com/statistik/daten/studie/2722/umfrage/pflegebeduerftige-in-deutschland-seit-1999/
[122] BGW; 2017; S.143
[123] Vgl.: Gesellschaft für Informatik e.V.; 2017; S.4

Theoretische Grundlagen

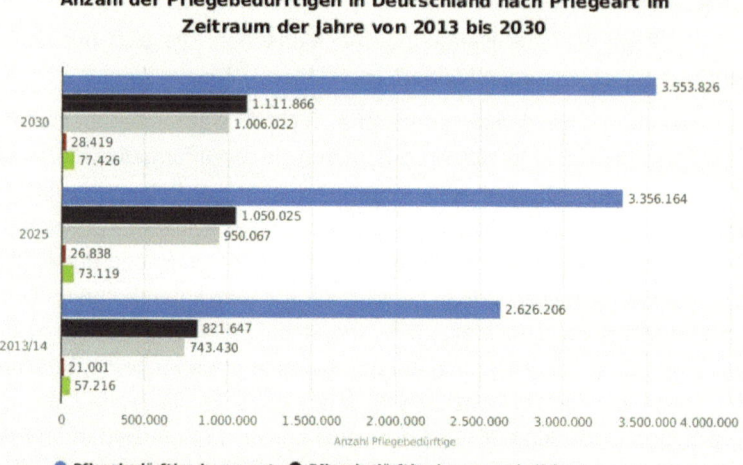

Abbildung 20: Anzahl der Pflegebedürftigen in der BRD bis 2030.[124]

Der überwiegende Teil der Pflegebedürftigen ist älter als 60 Jahre. Die Pflegequote steigt von rund 11 Prozent in der Altersgruppe der über 75-Jährigen auf rund 71 Prozent bei den über 90-Jährigen.[125]

---

[124] https://de.statista.com/statistik/daten/studie/556688/umfrage/prognostizierte-anzahl-der-pflegebeduerftigen-in-deutschland-nach-pflegeart/

[125] https://de.statista.com/statistik/daten/studie/2722/umfrage/pflegebeduerftige-in-deutschland-seit-1999/

Theoretische Grundlagen

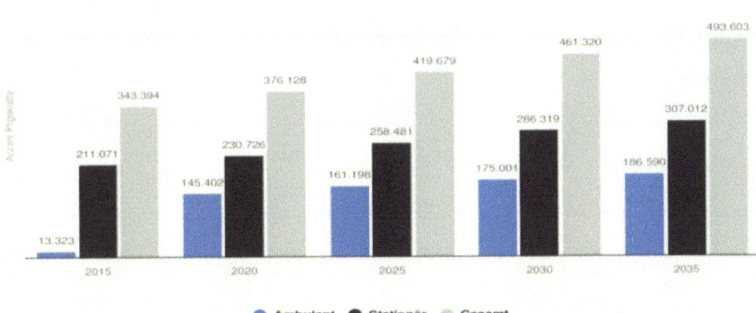

Abbildung 21: Prognostizierter Bedarf an Pflegekräften in der BRD bis 2035.[126]

Im Jahr 2017 wurden deutschlandweit 14.480 Pflegeheime und 14.050 ambulante Pflegedienste gezählt. Damit hat sich die Anzahl der Pflegedienste in den letzten zwanzig Jahren um rund 30 Prozent erhöht, die Zahl der stationären Einrichtungen gar um knapp 60 Prozent.[127] Die Digitalisierung im Pflegebereich lässt sich in vier Hauptgruppen unterscheiden:

- **Elektronische Dokumentation** – oder das schriftliche Festhalten der Pflegeplanung und pflegerischer Maßnahmen mit geeigneter Software.
- **Telecare** – das Erbringen von Pflegeleistungen, Diagnostik und Behandlung durch Informations- und Kommunikations-technologien unter Überbrückung von Distanz
- **Technische Assistenz** – als digitale Unterstützung in der häuslichen und pflegerischen Umgebung
- **Robotik** – welche für den Menschen autonom Aufgaben übernimmt, bei Routinetätigkeiten unterstützt, oder zu sozialer Interaktion anregen soll[128]

---

[120] https://de.statista.com/statistik/daten/studie/172651/umfrage/bedarf-an-pflegekraetten-2025/; **12/2019**

[127] https://de.statista.com/statistik/daten/studie/2726/umfrage/pflegebeduerftige-nach-art-der-versorgung-und-pflegestufe/; **12/2019**

[128] Merda, M./Schmidt, K./ Kähler, B; 2017

Laut einer Umfrage der Berufsgenossenschaft für Gesundheitsdienst und Wohlfahrtspflege (BGW) von 2017, nutzen Beschäftigte in Pflegeberufen in 97% einen PC und in 94 % das Internet. Darüber hinaus benutzen etwa 75% der Befragten ein Smartphone, ein Tablet ist für 60% der Beschäftigten bei der Arbeit nützlich.[129]

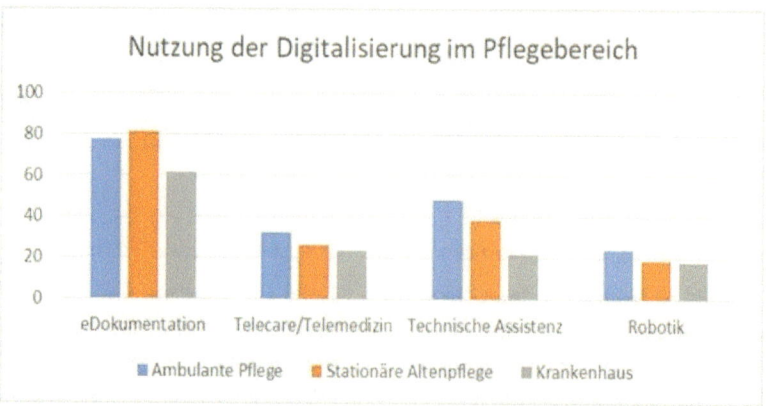

Abbildung 22: Nutzung der Digitalisierung im Pflegebereich (eigene Darstellung nach Merda/Schmidt/Kähler 2017)[130]

Eine spürbare Unsicherheit im Umgang mit digitalen Errungenschaften im Pflegebereich zeichnet sich vor allem beim Umgang mit komplexer Technologie ab, wenngleich die Einstellung zu dieser überwiegend positiv statt negativ ist. Hier bestätigt sich, dass diese Ergebnisse auf mangelhaften Kompetenzen im Umgang mit digitaler Technologie beruhen.[131] Für die weitere Verbreitung von technischen Lösungen in der Pflege, ist der konkrete Nutzen für Pflegende also deutlich aufzuzeigen und offen zu kommunizieren. Darüber hinaus sollten Pflegende erleben können, dass die Erleichterung pflegerischer Arbeit durch eine Technikunterstützung stattfinden kann, ohne dass eine Automatisierung nach industriellem Vorbild erfolgen muss. Dies ist nämlich ein bedeutender Grund, warum manche Pflegebeschäftigte der Technik gegenüber nach wie vor negativ gegenüber stehen.[132] Die Befriedigung von Herstellerinteressen bei der Entwicklung von Technik kann mit den pflegerischen Werten kollidieren. Das

---

[129] Vgl.: Gesellschaft für Informatik e.V.; 2017; S.13
[130] Vgl.: Merda, M./Schmidt, K./ Kähler, B; 2017
[131] Vgl.: Gesellschaft für Informatik e.V.; 2017; S.15
[132] BGW; 2017; S.14

Pflegepersonal äußert an dieser Stelle Bedenken, dass durch die Technik der menschliche Kontakt zu den Pflegebedürftigen beeinträchtigt wird.[133] Pflegebeschäftigte, sowie auch Pflegebedürftige befürchten, dass die Pflege somit automatisiert wird, das Pflegepersonal durch Roboter ersetzt wird und die menschliche Zuwendung weitgehend auf der Strecke bleibt.

Aufgrund der noch ungeordneten Ausdifferenzierung der eingesetzten Hardware und der spezifischen Software, bedarf es einer Metastudie, um konkrete Mindestanforderungen formulieren zu können.[134] Um die Akzeptanz der Digitalisierung im Pflegebereich zu stärken, ist hier weiter erforderlich, „geeignete Formate einzuleiten, um den Dialog zwischen Technikentwicklung und Pflege, sowie die Partizipation von Pflegenden an Forschung und Entwicklung zu stärken."[135] Angesichts der oben beschriebenen Bedenken und Sorgen, müssen digitale Kompetenzen entlang einer technologischen, einer gesellschaftlich-kulturellen und entlang einer anwendungsbezogenen Perspektive vermittelt werden (Abbildung 23). Mit Rücksicht auf diese Aspekte, bedarf es eines klassischen Change-Managements bei bestehenden Pflegekräften und der Einführung entsprechenden Unterrichtsstoffes bereits während der Ausbildung.

---

[133] BGW; 2017; S.16
[134] Vgl.: Gesellschaft für Informatik e.V.; 2017; S.18
[135] BGW; 2017; S.144

Theoretische Grundlagen

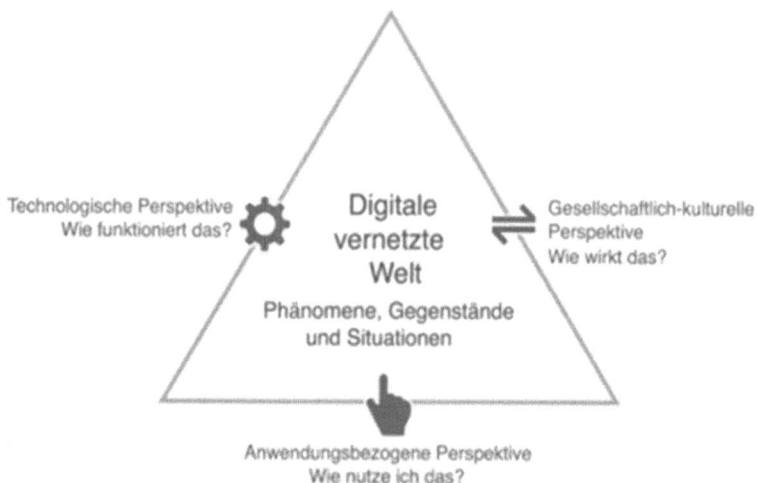

Abbildung 23: Perspektiven des Erlernens von digitalen Kompetenzen im Pflegebereich.[136]

2.4.2.6 Digitalisierung im Gesundheitswesen - Gewinn für Krankenkassen

Auch wenn Versicherte mittlerweile andere Bedürfnisse äußern, verlangt die aktuelle Gesetzeslage weiterhin die Kommunikation in Papierform. So findet auch 60 Prozent der Kommunikation zwischen Krankenkassen und deren Mitgliedern per Brief statt, 23 Prozent per Telefon und nur 17 Prozent über digitale Kanäle.[137]

Die Digitalisierung im Gesundheitswesen wird die Rolle der Krankenkassen allerdings in naher Zukunft radikal verändern. Bei manchen Versicherten ist die Digitalisierung in sämtlichen Lebensbereichen bereits jetzt durchgedrungen und diese Mitglieder und Patienten erwarten auch im Bereich der Krankenversicherung eine Vereinfachung der Kommunikation und Information. Es ist also nicht überraschend, dass auch Krankenkassen, ob gesetzlich oder privat, sich aktuell vor allem mit den Themen Gesundheits-Apps, elektronische Gesundheitsakten (eGA) und Telemedizin intensiv auseinandersetzen.

Die Digitalisierungsprojekte lassen sich auch nutzen, um im Wettbewerb das eigene Profil stärker zu schärfen. Krankenkassen präsentieren entsprechend

---

[136] Vgl.: Gesellschaft für Informatik e.V.; 2017; S.11
[137] Vgl.: Krüger-Brand, Heike E.; 2018

neu gestaltete Webseiten, verschiedene Gesundheits-Apps und Webinare zu vielen Themen. Versicherte, die sowieso in vielen Lebensbereichen online „leben", sind also auch bei den Krankenkassen mittlerweile gut aufgehoben und können die Basic-Kommunikation problemlos online erledigen und bekommen auch auf einfachem Weg gewünschte Informationen zum Thema Gesundheit. Mit der Digitalisierung ergeben sich für die Krankenkassen neue Möglichkeiten, die jedoch für eine Neupositionierung aktiv genutzt werden müssen. Krankenkassen streben nach Kosteneffizienz und Differenzierung gegenüber anderen Kassen in ihren Gesundheitsleistungen. Digitale Konzepte werden aufgrund der Erreichbarkeit der Mitglieder und der Kostenersparnis stark gefördert. Es lassen sich folgende Ansatzpunkte für Digitalisierungsstrategien von Krankenkassen feststellen:

- die **Verbesserung der Qualität der medizinischen Versorgung** für die Patienten, Vermeidung regionaler und fachlicher Unterversorgung, Vermeidung von Doppelbehandlungen, verbesserte Behandlungsergebnisse.
- die **Verbesserung der Servicequalität für Versicherte und Leistungserbringer**, effizienter Ressourceneinsatz, z.B. kann eine bessere Auswahl der Leistungserbringer über Qualitäts- oder Wirtschaftlichkeitskriterien erfolgen.
- **Verbesserte Kosten-Nutzen-Relation**, Kassen können die Behandlungsqualität besser vergleichen und entsprechend qualitätsbasierte Vergütungsanreize setzen
- die **Optimierung von Prozessen und Abläufen** für Arbeitgeber und Beschäftigte[138]
- die **Entbürokratisierung** sowohl extern als auch intern

Das wichtigste Thema der Krankenkassen wird zunehmend die Prävention, denn die Krankenkassen sind der einzige Stakeholder im Gesundheitswesen (außer dem Patienten selbst), der mehr Geld verdient, wenn die Patienten und Versicherten gesund bleiben. Prävention ist deshalb ein wichtiges Thema für die Kassen, auch weil präventive Maßnahmen kostengünstiger sind, als langfristige Therapien. Auch lassen sich diese digital vereinfacht durchführen. Die digitale Welt bietet somit die richtigen Werkzeuge für diese Strategie. Im Bereich der

---

[138] Vgl.: Krüger-Brand, Heike E.; 2018

Theoretische Grundlagen

Prävention stehen deshalb schon heute unzählige digitale Angebote von Krankenkassen zur Verfügung, wie etwa Hörtest-Apps und Onlinetrainings gegen Stress oder Burn-out, Schlafschwierigkeiten und leichte depressive Verstimmungen und viele andere. Im Rahmen einer Online-Umfrage von Splendid Research gaben allerdings nur 14 Prozent der Befragten an, in den letzten zwölf Monaten Gesundheits-Apps genutzt zu haben. Mehr als die Hälfte der Befragten (53 Prozent) lehnte die Nutzung solcher Apps ab.[139] Die Krankenkassen sind bestrebt, den Versicherten verschiedene digitale Angebote anzubieten. Es ist für Patienten eine echte Herausforderung, in der großen Masse von Angeboten diejenigen zu identifizieren, die ihnen einen echten Vorteil bringen, zumal die digitale Kompetenz und Akzeptanz der Versicherten noch nicht auf dem gleichem Level mit den Krankenkassen ist. Diese Diskrepanz ist in Abbildung 24 sehr deutlich zu erkennen und lässt vermuten, wie aufwändig es wird, Patienten und andere Versicherte im Bereich der Digitalisierung zu überzeugen und mit den richtigen Maßnahmen auf das erwünschte Niveau zu bringen.

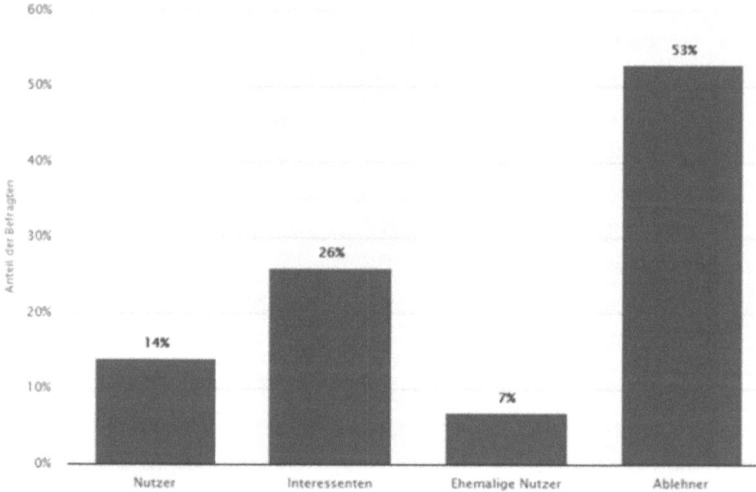

Abbildung 24: Umfrage zur Nutzungsbereitschaft von eHealth Apps; Deutschland; N=1.193 Befragte; 18-69 Jahre[140]

---

[139] Vgl.: https://de.statista.com/statistik/daten/studie/1036009/umfrage/nutzung-und-nutzungsplanung-von-gesundheits-apps-in-deutschland/

[140] https://de.statista.com/statistik/daten/studie/1036009/umfrage/nutzung-und-nutzungsplanung-von-gesundheits-apps-in-deutschland/

Es ist sogar zur erkennen, dass z.b. 7% der Befragten sich als „ehemalige Nutzer" bezeichnen, also, aus welchem Grunde auch immer, die Nutzung einer Gesundheits-App wieder eingestellt haben. Krankenkassen können ihren Mitgliedern in Zukunft individuell passende Programme und Apps empfehlen und deren nachweisliche Nutzung zur Prävention mit Prämien fördern.

2.4.2.7 Gewinn für Pharma- und Medizintechnikindustrie

Auch aus Sicht von Pharma- und Medizintechnikunternehmen haben digitale Patientenprogramme von Krankenkassen viele Vorteile. Verschiedene Apps können etwa bei Chronikern zur besseren Einhaltung der Patientencompliance beitragen, was Pharma- und Medizintechnikherstellern eine direkte finanzielle Wirkung erbringt. Darüber hinaus werden erhobene Big Data Erkenntnisse der Forschung und Entwicklung neuer Medikamente dienen, dadurch öffnen sich für die Pharmaindustrie weitere Geschäftsfelder.

Wegen rechtlicher Rahmenbedingungen ist der direkte Kontakt zum Endkunden, bzw. Patienten, schwerer zu realisieren und Pharmaunternehmen sind deshalb im direkten Kontakt zum Patienten nur eingeschränkt handlungsfähig. Im Bereich der verschreibungspflichtigen Medikamente, steht der Patienten eigentlich „nur" mit Ärzten und/oder Apothekern im Kontakt. Es wird deshalb für pharmazeutische Unternehmen in Zukunft enorm wichtig, über diese Stakeholder interessante, partnerschaftliche, digitale Services anzubieten. Doch im Bereich der Selbstmedikation ist die Pharmaindustrie bestrebt, so viel wie möglich über die Patienten herauszufinden. Um neue Potentiale zu identifizieren, müssen also die aktuelle Lebenswelt und die Ansprüche der Patienten im Zentrum stehen, natürlich unter Einhaltung von Datenschutzverordnungen.

2.4.3 Digitale Kompetenz der Bevölkerung in der BRD

Die Internetnutzung stieg in Deutschland im Jahr 2018 erneut an. Aktuell sind 84% der Bevölkerung online und 64% der Deutschen nutzen das Internet mobil. Die Generationen unter 40 Jahren sind bereits seit 2008 fast komplett online. Die Gruppe 50–59 Jahre nutzt aktuell das Internet zu fast 90% und die Gruppe 60–70 Jahre zu 80%. Ab 70 Jahren nimmt die Affinität zum Internet deutlich ab, trotzdem ist jeder Zweite in dieser Alterskategorie online tätig.[141] Diese Ergebnisse scheinen als Ausgangsposition für eine optimale Nutzung der Digitali-

---

[141] Vgl.: BMWi; 2019; S.12

sierung im Gesundheitswesen völlig ausreichend und zufriedenstellend. Leider ist die Nutzung des Internets im Bereich der „Gesundheits- und Fitnessanwendungen" allerdings noch nicht verbreitet, lediglich 11% der Internetnutzer sind in diesem Bereich einmal oder mehrmals in der Woche aktiv.[142] Natürlich sind neben der Nutzungsbereitschaft vor allem die digitalen Kompetenzen für die Digitalisierung im Gesundheitswesen entscheidend. Hier zeigen die Umfragen und Studien, dass die eigene digitale Kompetenz teilweise überschätzt wird.[143] Auch die Maßstäbe der vermeintlich „guten" digitalen Kompetenz sind für die Nutzung des digitalen Angebots im Gesundheitswesen nicht unbedingt ausreichend. So werden zwar zum Beispiel die Tätigkeiten wie „...Dateien von einem Gerät auf ein anderes Gerät zu übertragen" von 76% unproblematisch durchgeführt, „...bezahlen von Park- oder Bahntickets über eine App mit Hilfe von Smartphone" können dagegen nur 27% der Internetnutzer durchführen.[144] So behaupten auch 57% der Befragten von sich, Begriffe aus der digitalen Welt erklären zu können, oder zumindest zu wissen was sie bedeuten. Zum Beispiel kennen laut eigener Aussage 41% der Befragten den Begriff „Algorithmus", konkret und korrekt beschreiben konnten den Begriff dann nur 30% von den vermeintlichen „Kennern" des Begriffs. Beim Begriff „Künstliche Intelligenz" waren es sogar nur 32% von ursprünglichen 52%.[145] Dies bestätigt also die bereits erwähnte Überschätzung der eigenen digitalen Kompetenz. Lediglich gute Kenntnisse bei Nutzung von Instant Messaging Diensten können eventuell bei der Digitalisierung in Gesundheitswesen wirklich von Nutzen sein. WhatsApp ist die mit Abstand am häufigsten genutzte unter den in Deutschland verbreiteten Sozialmedien und zwar von 56% der Bevölkerung. Sogar von der ältesten Gruppe 65+, sowie in verschiedenen Berufs- und Sozialgruppen.[146]

Die Gesellschaft in Deutschland lässt sich in Sachen digitaler Kompetenz und Bereitschaft nach der Auswertung des Digitalindexes in drei Hauptgruppen unterordnen (Abbildung 25).

---

[142] Vgl.: BMWi; 2019; S.21
[143] Vgl.: BMWi; 2019; S.31
[144] Vgl.: BMWi; 2019; S.26
[145] Vgl.: BMWi; 2019; S.30
[146] Vgl.: BMWi; 2019; S.25

Theoretische Grundlagen

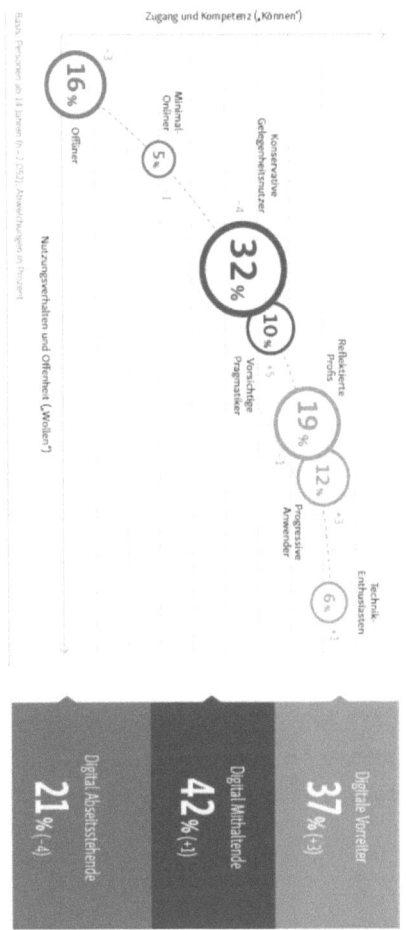

Abbildung 25: Zusammensetzung der digitalen Gesellschaft in Deutschland[147]

Die detaillierte Auswertung der oben genannten Gruppen ergibt, dass erst ab der Gruppe der „Vorsichtigen Pragmatiker" aus der Hauptgruppe „Digital Mithaltende", Bürger bereit sind, an der Digitalisierung im Gesundheitswesen Teil zu nehmen, denn erst ab da lässt sich folgendes feststellen (Abbildung 26):

---

[147] Vgl.: BMWi; 2019; S.36/37

Theoretische Grundlagen

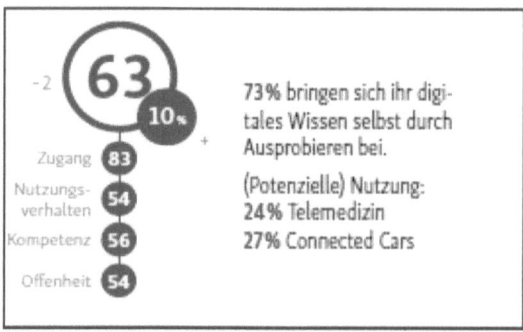

Abbildung 26: Kriterien für „Vorsichtige Pragmatiker"

Die Gruppe „Vorsichtige Pragmatiker", welche einen Digitalindex von 63 Punkten (65 Punkte in 2018) erreicht hat, macht 10% der Bevölkerung in Deutschland aus und ist die erste Gruppe in der Auswertung, die potenziell bereit ist, die Telemedizin zu nutzen (24 %). Ganze 73% der Bürger aus dieser Gruppe bringen sich ihr digitales Wissen selbst bei.[148] Deutlich ist allerdings der Unterschied der Verteilung der Gruppen auf dem Land versus der Stadt, wie Abbildung 34 visualisiert. So werden in der Stadt 52% der Internetnutzer als „digitale Vorreiter" eingestuft, auf dem Land sind es gerade einmal 32%. Dort bilden die „digital Mithaltenden" die größte Gruppe mit ganzen 46%.[149] Die Auswertung deutet also darauf hin, dass 47% der Gesellschaft in Deutschland heute schon potenziell in der Lage sind, digitale Angebote im Gesundheitswesen zu nutzen, gemessen an der digitalen Kompetenz.

---

[148] Vgl.: BMWi; 2019; S.38
[149] Vgl.: BMWi; 2019; S.42

Theoretische Grundlagen

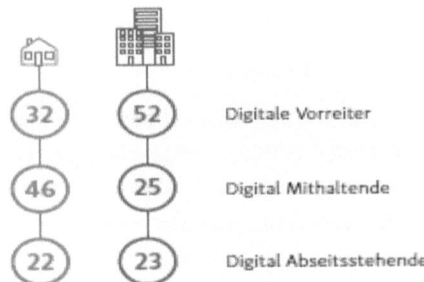

Abbildung 27: Verteilung der digitalen Gesellschaft auf dem Land und in der Stadt[150]

2.4.4 Akzeptanz der Digitalisierung im Gesundheitswesen unter der Bevölkerung in Rahmen des Technology-Acceptance-Model nach Davis (1989)

In diesem Kapitel wird zuerst der Begriff „Akzeptanz" definiert und darüber hinaus die Bedeutung der „Akzeptanz" für die optimale Nutzung der Digitalisierung im Gesundheitswesen, mit Hilfe des Technology-Acceptance-Model nach Davis (1989), erörtert.

2.4.4.1 Akzeptanz

Definition des Begriffs „Akzeptanz":

> Bereitschaft, einen Sachverhalt, eine Situation und/oder eine Person billigend hinzunehmen. Akzeptanz gegenüber einem Gegenstand wird als Teilaspekt der Konformität im Spektrum zwischen Gehorsam, Anpassung und Verinnerlichung gesehen. Neben der zeitpunktbezogenen Akzeptanz interessiert die Veränderung im Zeitablauf durch Lernen."[151]

Die „Akzeptanz" wird seit Jahren immer wieder wissenschaftlich erforscht. Die Akzeptanz von neuer Technologie wird mithilfe verschiedener Modelle untersucht. Die Basis für diese Modelle bildet das „Technologieakzeptanzmodell" nach Davis (1989). Die Akzeptanzbildung ist dabei ein Prozess, der in der Entwicklungsphase neuer Technologie anfängt und bis hin zur Anwendungsphase andauert. Der Akzeptanz geht zuerst eine positive Einstellung der Veränderung

---

[150] Vgl.: BMWi; 2019; S.42
[151] https://wirtschaftslexikon.gabler.de/definition/akzeptanz-26995/version-250658

gegenüber voraus[152], denn „wirkliche und von Herzen kommende Akzeptanz erwächst aus der Freude. Freude, etwas Tolles nutzen zu können, dass mir Nutzen bringt und gut und schön zu nutzen ist.".[153]

2.4.4.2 Technology-Acceptance-Model nach Davis (1989)

Die Einführung der Digitalisierung im Gesundheitswesen bedarf also einer großflächigen Akzeptanz der Nutzer unter allen beteiligten Stakeholdern. Das Konstrukt der Benutzerakzeptanz in diesem Bereich kann mithilfe des Technology-Acceptance-Model nach Davis (1989) verständlich erklärt und abgebildet werden (Abbildung 28).

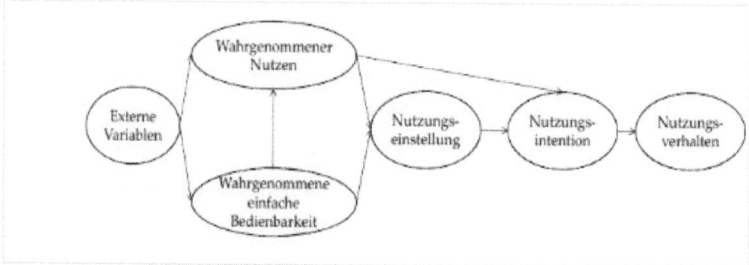

Abbildung 28: Technology-Acceptance-Model nach Davis (1989)[154]

Dieses Modell befasst sich mit der Frage, wie es zur Akzeptanz neuer Informationstechnologie durch den Anwender kommt, denn Erfolg bei der Einführung von neuen Technologien ist von Art und Ausmaß der Akzeptanz abhängig.[155] Als „externe Variable" ist in dem Model, bei der Digitalisierung im Gesundheitswesen, das spezifische digitale Angebot zu verstehen. Weiter ist es von Bedeutung, hier auch die beiden Begriffe „Nutzen" und „Bedienbarkeit" zu definieren.

Definition des Begriffs „Nutzen": „Vorteil, Gewinn, Ertrag, den man von einer Tätigkeit, dem Gebrauch von etwas, der Anwendung eines Könnens o. Ä. hat."[156]

Definition des Begriffs „Bedienbarkeit":

---

[152] Vgl.: Jokisch, M.; 2009; S.236
[153] Haas, P.; 2017
[154] Vgl.: Jokisch, M.; 2009; S.237
[155] Vgl.: Jokisch, M.; 2009; S.236
[156] https://www.duden.de/rechtschreibung/Nutzen; 15.12.2019

... auch Benutzerfreundlichkeit, oder auch Usability genannt, ist das Merkmal der Produktqualität. Die Eigenschaft eines Produkts, auf die Anforderung des Endbenutzers zugeschnitten zu sein. Das Produkt soll sich den Bedürfnissen der jeweiligen Benutzerkategorie entsprechend verhalten, der Vorbildung und Intention der Benutzer angemessene Ausdrucks- und Interaktionsformen vorsehen und leicht handhabbar sein. Die Benutzerfreundlichkeit wird intensiv z.b. innerhalb der Software-Ergonomie untersucht.[157]

Für die Nutzung von digitalen Angeboten im Gesundheitswesen, lässt sich das Model von Davis (1989) konkret wie folgt abbilden:

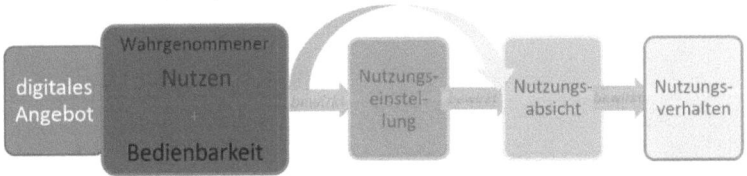

Abbildung 29: Akzeptanzmodel für Digitalisierung im Gesundheitswesen nach Davis,1989 (eigene Darstellung)

Natürlich ist das Model vereinfacht dargestellt und spiegelt nicht immer ganz die Realität wider. Auch Kritiker des Modells weisen darauf hin, dass Einflussfaktoren viel komplexer sein können und meistens auch sind. Dennoch zeigt das Modell grundlegend nachvollziehbar auf, welche zwei Hauptfaktoren eine erfolgreiche oder misslungene Umstellung auf die digitale Medizin entscheidend beeinflussen können und wo bei dem Streben nach größtmöglicher Akzeptanz der Digitalisierung im Gesundheitswesen angesetzt werden muss. Für die zwei Faktoren „Wahrgenommener Nutzen" und „Wahrgenommene Bedienbarkeit" wurden später von Davis auch entsprechende Messmodelle entwickelt, wie das Beispiel der „Akzeptanz einer neuen Technologie bei Arbeitnehmern"[158](Abb.30)

---

[157] Vgl.: https://wirtschaftslexikon.gabler.de/definition/benutzerfreundlichkeit-29898/version-253494
[158] Vgl.: Jokisch, M.; 2009; S.246

Theoretische Grundlagen

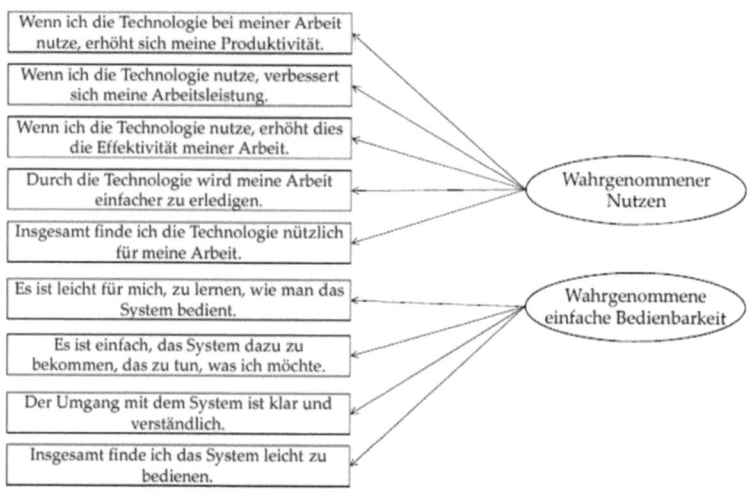

Abbildung 30: Messmodell für Faktoren „Wahrgenommener Nutzen" und „Wahrgenommene einfache Bedienbarkeit" (Davis, 1989)[159]

Diese Aussagen wären auch sehr gut auf die Akzeptanz der Nutzer der Digitalisierung im Gesundheitswesen umwandelbar und übertragbar. Die Gültigkeit des Technologie-Akzeptanz-Models nach Davis (1989) wurde, trotz erwähnter Kritik, von Davis selbst, aber auch anderen Wissenschaftlern nachgewiesen und mehrfach weiterentwickelt.[160] Das Modell hat sich in unterschiedlichen Anwendungsgebieten bewährt, wie beispielsweise bei der Einführung neuer Technologien in Bürokommunikation (Amoako-Gyampach und Salam 2004), oder aber auch komplexer Technologien im Krankenhaus (Hu et al. 1999) usw.[161]

2.4.4.3 Entwicklung im Sinne des Technologieakzeptanzmodels in der Realität - Beispiel: Entwicklung einer „In-Ohr-Sensorik"

Bei der Entwicklung einer „In-Ohr-Sensorik" für Epilepsie Patienten wurde sehr präzise Nutzen und Bedienbarkeit untersucht. Die In-Ohr-Sensorik soll eine genauere, akkurate Dokumentation ermöglichen, die aktuell von Betroffenen und deren Angehörigen oft unvollständig, fehlerhaft oder unleserlich ausgeführt wird. Dabei ist diese Dokumentation enorm wichtig, um Epilepsieanfälle vorab zu erkennen. Anhand von wiederkehrenden Beschwerden und Werten, wie z.B.

---

[159] Vgl.: Jokisch, M.; 2009; S.246
[160] Vgl.: Jokisch, M.; 2009; S.247
[161] Vgl.: Jokisch, M.; 2009; S.247

Atemfrequenz, Herzfrequenz, Sauerstoffsättigung des Blutes, Leistungsschwankung oder auch Verhaltensänderung usw. lässt sich der drohende Anfall identifizieren. Es können somit rechtzeitig Sicherheitsmaßnahmen durchgeführt werden, um Betroffene vor unnötigen zusätzlichen Verletzungen durch unkalkulierbare Stürze zu schützen.[162] Gerade bei medizintechnischen Kleingeräten, die zum Zweck der In-Vitro-Diagnostik implantiert sind, sind Komfort und Lebensqualität für die Nutzungsbereitschaft der Patienten entscheidend. Darüber hinaus werden auch psychosoziale Faktoren in der Befragung genannt, wie z.b. das Gefühl überwacht zu werden. In diesem konkreten Fall wurde in bestimmter Entwicklungsphase festgestellt, dass der Nutzen nicht für alle Betroffenen gleichermaßen ausfällt.

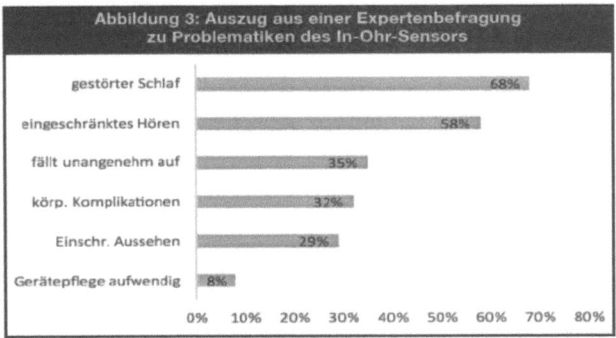

Abbildung 31: Auszug aus einer Befragung zu wahrgenommenem Nutzen und Bedienbarkeit der „In-Ohr-Sensorik" unter den Patienten, deren Angehörigen, Pflegepersonals und auch Ärzten.[163]

Manche Patienten hatten, trotz gewisser Einschränkungen im Alltag, durch die Nutzung der „In-Ohr-Sensorik" auch weiterhin gleichbleibend häufig und starke epileptische Anfälle, wie zuvor. Auch technische Mängel, wie „…zu geringe Akkuleistung", wurden beim Testlauf attestiert.

Die durch die Befragung gewonnenen Erkenntnisse wurden von den Entwicklern insgesamt als sehr wertvoll empfunden und in das Design des Endprodukts so gut wie möglich inkludiert164 um den Nutzen und die Bedienbarkeit zu optimieren.

---

[162] Vgl.: Houta, S.; 2018
[163] Houta, S.; 2018
[164] Vgl.: Houta, S.; 2018

3 Methodik

Die wissenschaftliche Literatur liefert bisher keine relevante Erkenntnisse weder zur Betrachtung der Akzeptanz der Digitalisierung im Gesundheitswesen unter der Bevölkerung, noch zur der gezielten entsprechenden Aufklärung für Patienten. Aus diesem Grund wurde für diese Arbeit ein exploratives Forschungsdesign gewählt, bei dem, mittels quantitativen Online-Umfragen unter der Bevölkerung, deren Einstellung und Erfahrung mit der Digitalisierung allgemein und Digitalisierung im Gesundheitswesen abgefragt wurde. Es handelt sich also um eine rein quantitative Methodik, welche aufgrund der unzureichenden Datendichte von Forschung und theoretischem Hintergrund hier zielführend ist.

3.1 Patienten / Versicherten Online-Umfrage zur Digitalisierung im Gesundheitswesen

Die Fragestellungen und die Ergebnisanalyse der durchgeführten Online-Umfrage wurden in dieser Arbeit unter drei unterschiedlichen Prämissen durchgeführt:

a. Um den Status quo der Akzeptanz der Digitalisierung im Gesundheitswesen unter der Bevölkerung in Deutschland zu erörtern.

b. Um die Anforderungen der Nutzer an digitale Angebote angesichts des Technology-Acceptance-Model nach Davis (1989) zu erforschen.

c. Um das Interesse an der Aufklärung zur Digitalisierung im Gesundheitswesen zu erfragen und die gewonnenen Erkenntnisse dann als Basis für eine optimale Patientenaufklärungsbroschüre nutzen zu können.

3.2 Studiendesign und Teilnehmer

Als Erhebungsmethode wurde eine Online-Umfrage mithilfe des Umfragetools Unipark gewählt, womit jeglicher Einfluss auf die Teilnehmer der Umfrage ausgeschlossen wurde, unter Einhaltung von Datenschutzbestimmungen. Zur anschließenden Auswertung der Umfrage wird die quantitative Inhaltsanalyse mithilfe des Statistikprogramms SPSS durchgeführt welche zur Gewinnung von Häufigkeitsdaten und sämtlichen Korrelationen verwendet.

Der Fragebogen wurde aus 17 Fragen zusammengestellt, die sich aus der Literaturrecherche ergeben haben. Die Umfrage wurde am 06.10.2019 online, in Form eines Links an bereits bekannte Teilnehmer (Patienten / Versicherte) versendet und an deren Netzwerkteilnehmer weitergeleitet, insgesamt an 151

Personen (N=151) im Alter ab 16 Jahre. Die Befragten leben normal verteilt, sowohl in der Stadt, wie auch auf dem Land und sind aus verschiedenen Bildungs- und Sozialschichten. Die Beantwortung der Umfrage dauerte etwa 8 Minuten. Am 19.10.2019 um 20:00 Uhr war die Umfrage beendet. Die Nettobeteiligung lag bei knapp über 62% (94 Teilnehmer), beendet haben die Umfrage 77 Teilnehmer (n=77), was eine Teilnahmebeteiligung von knapp über 51% ergibt.

Im ersten Schritt wurden grundlegende Informationen über den Umfrageteilnehmer erfasst, wie Alter, Geschlecht und Gesundheitszustand. Teilnehmer waren in drei Altersgruppen aufgeteilt, 16-34 Jahre (37,84%), 35-54 Jahre (37,84%) und 55 Jahre und mehr (24,32%), davon 58 % weiblich und 42 % männlich. Chronisch krank (z.B. Diabetes, Herzkrankheit, Asthma, Depression usw.) sind zum Zeitpunkt der Umfrage 28% der Beteiligten gewesen.

4 Ergebnisse

Die gewonnenen und analysierten Ergebnisse der Online-Umfrage lassen sich in zwei Kategorien aufteilen und werden hier auch in dieser Reihenfolge präsentiert.

- Deskriptive Statistik - Häufigkeitsdaten
- Bivariate Korrelationen nach Kendall

4.1 Ergebnisse - Häufigkeitsdaten

Im Hauptteil der Umfrage wurde zuerst die Einstellung zur Digitalisierung allgemein und auch explizit zur Digitalisierung im Gesundheitswesen und entsprechenden Aufklärung abgefragt (ad a). Ganze 88% der Teilnehmer haben geantwortet, dass sie im Alltag aktive Nutzer digitaler Medien sind, nur 4% der Teilnehmer geben an, dass sie kein Nutzer der Digitalisierung sind, 8% der Befragten sind zumindest manchmal Nutzer digitaler Medien. Da die Teilnehmer dieser Umfrage alle auf digitalem Weg befragt wurden, kann diese Aussage das Ergebnis von Seite 55 (16% Offliner) weder bestätigen noch widerlegen.

Interessant ist die Auswertung der Vorteile der Digitalisierung im Gesundheitswesen (Abbildung 39). Die Teilnehmer sehen offensichtliche Vorteile für alle genannten Stakeholder-Gruppen (Ärzte, Krankenkassen, Forschung, Patienten), die Vorteile für Patienten selbst sind aber für die Befragten am wenigsten bekannt oder vorstellbar, nur 52% sehen Vorteile für Patienten vers. 62% Vorteile für die Ärzte.

Ergebnisse

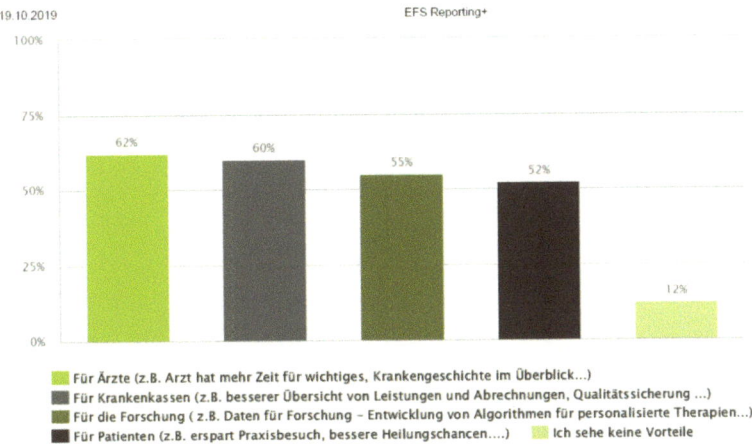

Abbildung 32. „Sehen Sie in der Digitalisierung im Gesundheitswesen Vorteile und wenn „ja" für wen"? - Mehrfache Antwortmöglichkeit (eigene Online-Umfrage)

Zu erwähnen ist auch, dass die Ärzte die Verteilung der Vorteile, z.B. bei der Video-Sprechstunde genau umgekehrt sehen, d.h. mehr Vorteile für Patienten, als für Ärzte (Abbildung 21). Ganze 12 % der Umfrageteilnehmer sehen in der Digitalisierung im Gesundheitswesen sogar gar keine Vorteile für die Patienten. Hier wird die Notwendigkeit der Aufklärungsarbeit zu diesem Thema deutlich sichtbar. Noch gravierendere Aufklärungsmängel sind in der nächsten Auswertung zu erkennen, wie Abbildung 40 zeigt. Bei der Frage: „Fühlen Sie sich im Zuge der Digitalisierung im Gesundheitswesen ausreichend über neue Angebote / Möglichkeiten / Technologien informiert?" Lediglich 9 % der Umfrageteilnehmer fühlen sich gut über neue digitale Angebote im Gesundheitswesen informiert.

Ergebnisse

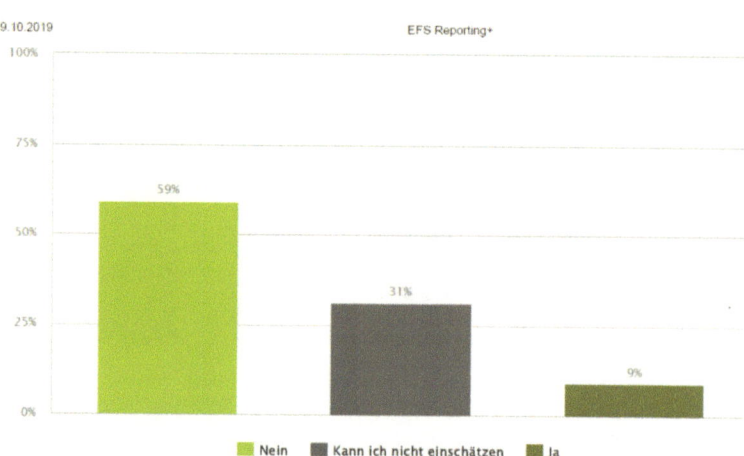

Abbildung 33: „Fühlen Sie sich im Zuge der Digitalisierung im Gesundheitswesen ausreichend über neue Angebote informiert?" (Eigene online-Umfrage)

Die Bereitschaft, digitale Angebote zu nutzen ist laut der Umfrage bereits gegeben, allerdings nur bei den „einfachsten" digitalen Angeboten (eRezept 71%, eTerminvergabe 69%; Medikamentenplan 43%). Komplexere Digitalangebote, wie z.B. die Videosprechstunde findet nur bei 23% der Teilnehmer potentielle Nutzer, wie Abbildung 41 belegt, und entspricht in etwa der Auswertung der Patientenbefragung aus der Literaturanalyse von Seite 32 (26%).

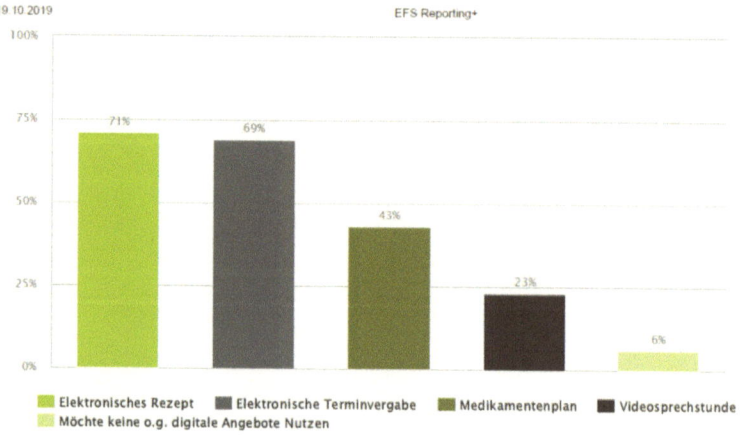

Abbildung 34: „Welche von den folgen-den digitalen Angeboten im Gesundheitswesen würden Sie nutzen (kostenlos) oder sind bereits aktiver Nutzer"? - Mehrfache Antwortmöglichkeit (Eigene Online-Umfrage)

Hier ist zu erwarten, dass eine optimale Aufklärung und eine ausführliche, an die Nutzer angepasste Schulung diese Einstellung positiv verändern kann.

Die weitere Auswertung der Nutzung digitaler Angebote im Gesundheitswesen zielt auf die Bestätigung oder Widerlegung des Technology-Acceptance-Model nach Davis (1989) ab (ad b). Es wird die Wichtigkeit der „*Benutzerfreundlichkeit*" und des erkennbaren „*Nutzen*" der Angebote erfragt (Abbildung 42 und 43).

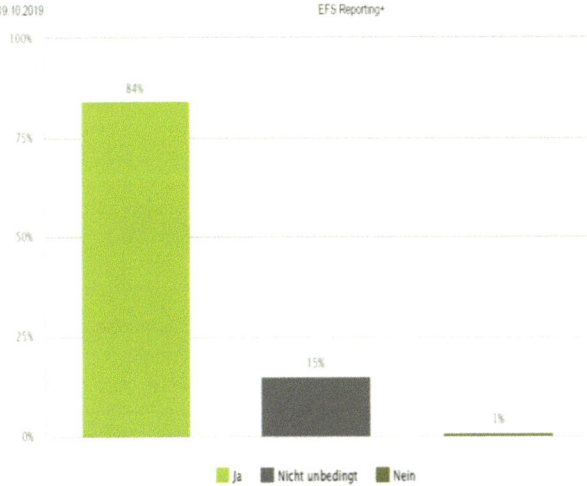

Abbildung 35: „Ist für Sie bei der Bereitschaft zum Nutzen der digitalen Angebote eine einfache Benutzerfreundlichkeit entscheidend"? (eigene Online-Umfrage)

Ergebnisse

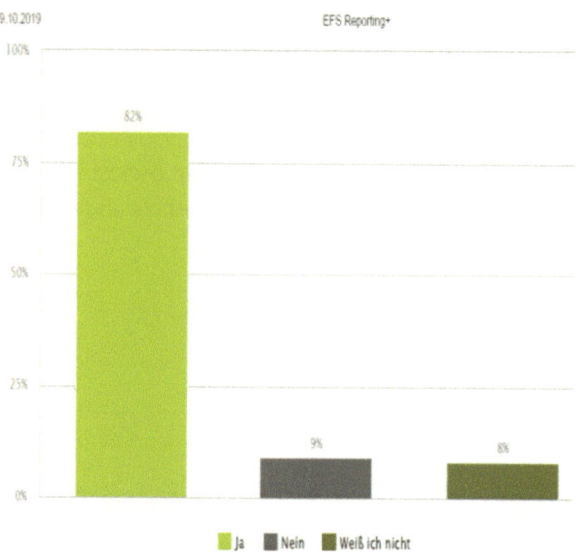

Abbildung 36: „Ist Ihre Bereitschaft, digitale Angebote im Gesundheitswesen zu nutzen, davon abhängig, ob IHNEN diese auch erkennbare Vorteile und Nutzen bringen? (z.B. Zeitersparnis, bessere Vereinbarkeit mit dem Alltag, Aussicht auf schnellere Genesung, usw.) (eigene Online-Umfrage)

Beide Auswertungen belegen eindeutig die Gültigkeit der Theorie des Technology-Acceptance-Model nach Davis (1989). Nutzen und Benutzerfreundlichkeit sind mitentscheidend für die Akzeptanz der Digitalisierung im Gesundheitswesen und das nicht nur für Patienten, wie z.B. Aussagen von Krankenhausärzten (Seite 32) bestätigen (…bei einer Umfrage unter 1.800 Krankenhausärzten kamen nur 11 % der Ärzte zu dem Schluss, dass das von ihnen benutzte KIS benutzerfreundlich sei, viele bewerten dieses als inakzeptabel).

Der dritte Teil der Umfrage erfragte Wünsche und Bedürfnisse von Patienten bzw. Versicherten im Bereich der Digitalisierung (ad c). Diese Ergebnisse zeigen sehr deutlich, wo die Prioritäten für Patienten bei der Nutzung digitaler Angebote liegen und damit auch, wo die Aufklärungsarbeit ansetzen muss.

Abbildung 44 zeigt zum Beispiel auf, dass der **Grund**, der zuerst für eine **Online-Sprechstunde** als wichtigstes Pro-Argument kommuniziert wurde, nämlich die „gute Erreichbarkeit vom weit entfernten Arzt", für Patienten in Deutschland nicht primär relevant ist. Dagegen wird **Zeitersparnis als wichtigstes Pro-Argument genannt (69%).** Patienten möchten die Wartezeit lieber zu Hause verbringen. Diese Zeit ist für Patienten offensichtlich sehr kostbar und das Warten in Wartezimmern wird oft als Zeitverschwendung bewertet, da sich dieses, zusätzlich zu ohnehin anfallenden Fahrtzeiten, oft auf Stunden belaufen kann. Hier könnte sogar die Umweltfreundlichkeit des Handelns ein weiteres Pro-Argument sein, sowie auch bei der nächsten Frageauswertung in Abbildung 45.

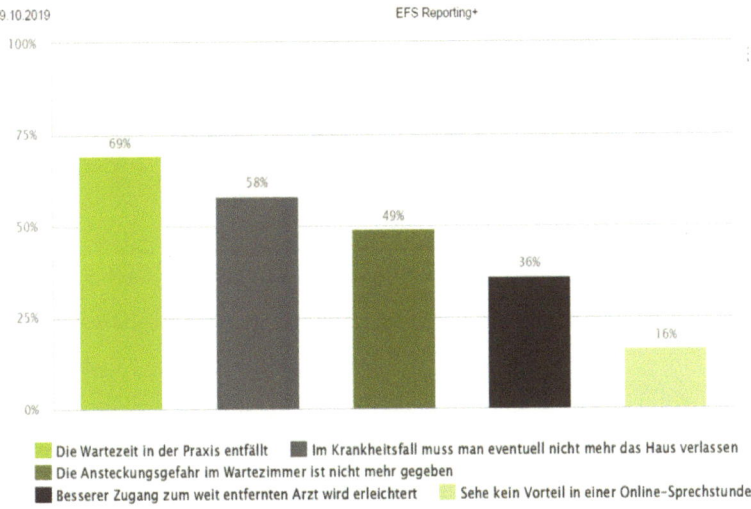

Abbildung 37: Was wären für Sie die wichtigsten Vorteile einer Online-Sprechstunde?"- Mehrfache Antwortmöglichkeit (eigene Online-Umfrage)

Auch die Tatsache, dass der kranke **Patient eventuell gar nicht mehr aus dem Haus muss,** ist verständlicher Weise sehr verlockend **(58%)** und in vielen Fällen auch gut umsetzbar. Auch die nächste Abbildung 45 zeigt deutlich, in welchem Bereich der Digitalisierung Umfrageteilnehmer gerne aufgeklärt werden möchten.

Ergebnisse

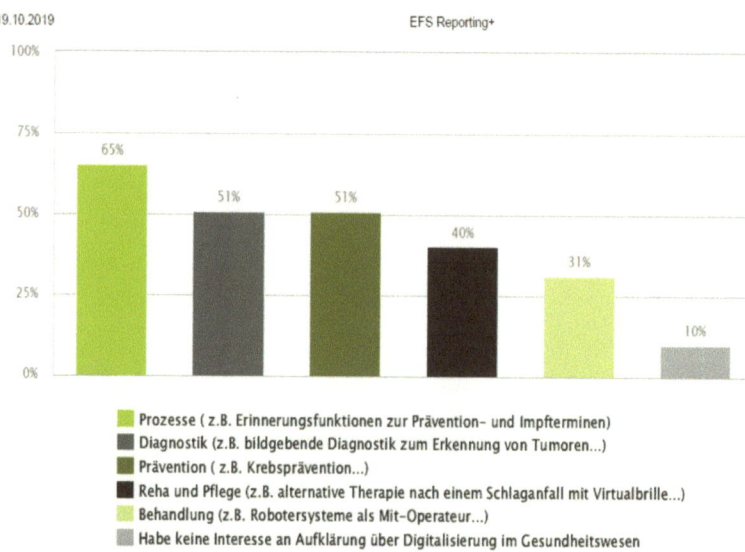

Abbildung 38: „Auf welchen Bereichen des Gesund-heitswesen würden Sie gerne intensiver über digitale Ange-bote aufgeklärt werden?" – Mehrfache Antwortmöglichkeit (eigene online-Umfrage)

Es ist nicht überraschend, dass **65% der Umfrageteilnehmer gerne über digitale Prozesse aufgeklärt** werden möchten, die ihnen offensichtlich einen Nutzen im Alltag bieten können, so wie z.B. **digitale Erinnerungen** an sämtliche Arzttermine (Vorsorge-, Nachsorge, Prävention-, Impftermine usw.), **eRezepte**, **eAU,** oder auch eMedikamentenpläne. Diese Antworten bestätigen auch die Aussagen über die Bereitschaft, die oben genannten Angebote zu nutzen (Abbildung 41). Hier zeichnet sich also ebenso die Gültigkeit der Theorie des Technology-Acceptance-Model nach Davis (1989) ab, denn ein sichtbarer Nutzen ist für Patienten und Versicherte ein Grund, oder sogar ein Antrieb, dieses digitale Angebot aktiv zu nutzen. Das allgemeine Interesse an Aufklärung in fast allen Bereichen des Gesundheitssystems bestätigt die Ausgangsthesis dieser Arbeit.

Ergebnisse

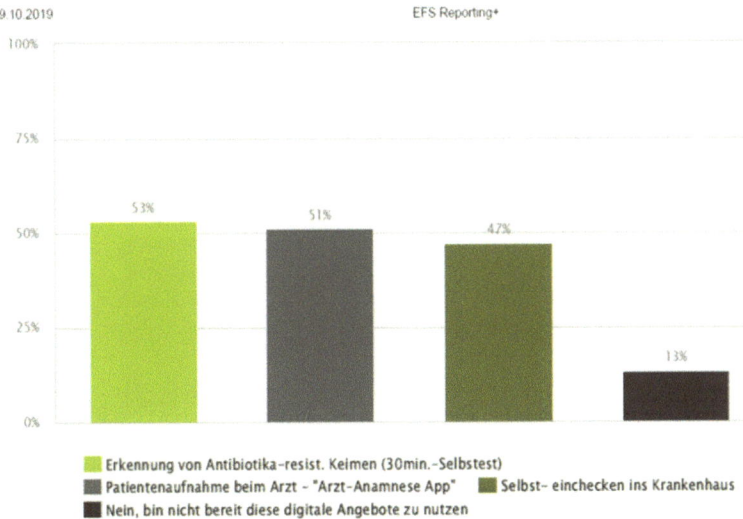

Abbildung 39: „Wären Sie bereit, auch weitere Angebote und Dienstleistungen in digitaler Form in Anspruch zu nehmen, wie z.B. ...? - Mehrfache Antwortmöglichkeit (eigene Online-Umfrage)

Positiv überraschend ist dagegen die nächste Auswertung, denn über die Hälfte der Teilnehmer **(53%) würden sich bereit erklären** trotz der Komplexität einen **digitalen Selbsttest** (30 Minuten) **zur Erkennung von antibiotikaresistenten Keimen** im Empfangsbereich eines Krankenhauses durchzuführen. Dies zeigt eine hohe soziale Kompetenz der Teilnehmer und würde im Falle der Umsetzung die Hygienesicherheiten in Krankenhäusern für die Gemeinschaft deutlich und nachhaltig erhöhen. Hier könnte allerdings die Kostenbelastung für Krankenhäuser eine Hürde darstellen.

Die hohe Bereitschaft, der Gemeinschaft mit dem eigenen Handeln zu dienen, beweist auch die nächste Auswertung. Trotz sämtlicher Datenschutzdiskussionen und -bedenken, sind **53% der Teilnehmer bereit, der Forschung eigene Krankheits- und Therapiedaten (Big Data) zur Verfügung zu stellen,** um eine bessere Medizin für die Zukunft ermöglichen zu können. 33% sind unentschlossen und nur 14% der Umfrageteilnehmer wären aktuell nicht bereit, diese persönlichen Daten freizugeben.

Ergebnisse

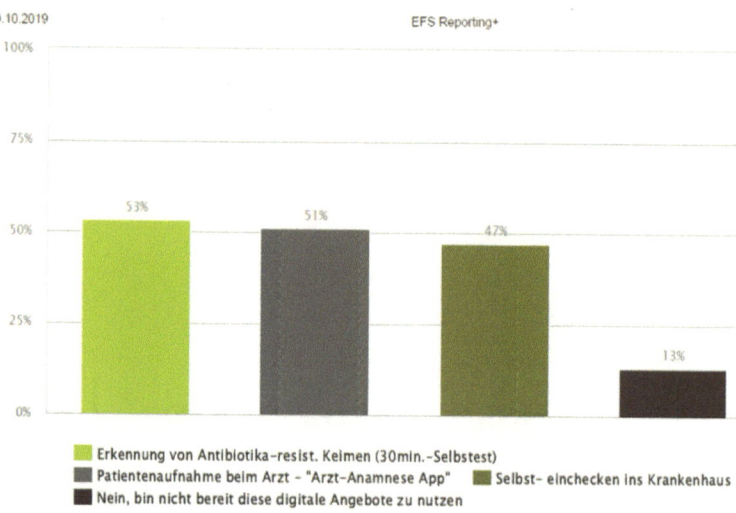

Abbildung 40 „Wären Sie bereit, auch weitere Angebote und Dienstleistungen in digitaler Form in Anspruch zu nehmen, wie z.B. ...? - Mehrfache Antwortmö-glichkeit (eigene Online-Umfrage)

Trotzdem ist es enorm wichtig, die Bedenken und Ängste der Nutzer auch weiterhin ernst zu nehmen, denn diese könnten effektiv eine „Bremse" bei der Umsetzung der Digitalisierung im Gesundheitswesen darstellen und werden sogar als Gründe genannt, digitale Angebote nicht, oder nur teilweise zu nutzen, wie die nächsten beiden Auswertungen (Abbildung 47 und 48) belegen. Bedenklich ist auf jeden Fall die Tatsache, dass ganze 64% der Umfrageteilnehmer zumindest teilweise Bedenken oder Ängste gegenüber der Digitalisierung im Gesundheitswesen haben.

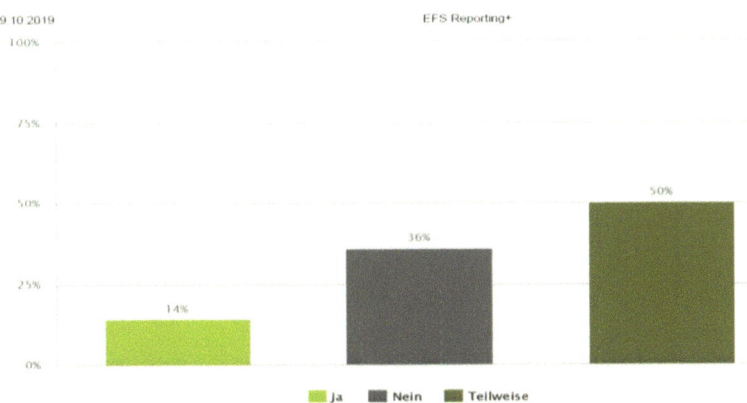

Abbildung 41: „Haben Sie Bedenken oder sogar Ängste vor der Digitalisierung im Gesundheitswesen, wie z.B. künstliche Intelligenz?" (eigene Online-Umfrage)

Absolut allarmierend ist allerdings der Anteil von 52% der Umfrageteilnehmer, für welche die Datenschutzproblematik ein Grund wäre, an der Digitalisierung im Gesundheitswesen nicht aktiv teilzunehmen. Es scheint weiterhin eine große Hürde darzustellen, Nutzer unter den aktuellen Bedingungen von einer ausreichenden Datenschutzsicherheit im digitalen Gesundheitswesen zu überzeugen. Offensichtlich hilft hier der Spruch von Gesundheitsminister Jens Spahn „…Datenschutz ist was für Gesunde"[165] leider nicht weiter.

---

[165] Debatin/Müschenich/Spahn; 2016; S.7

Ergebnisse

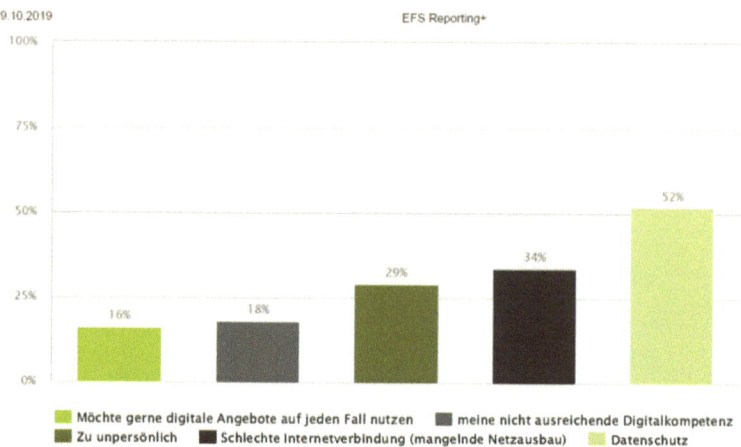

Abbildung 42: „Was könnte Sie von der Nutzung digitaler Angebote im Gesundheitswesen abbringen?" - Mehrfache Antwort-möglichkeit (eigene Online-Umfrage)

Zuletzt wurde bei der Online-Umfrage danach gefragt, durch welche Institution die Teilnehmer gerne in Sachen Digitalisierung im Gesundheitswesen aufgeklärt werden würden (Abbildung 49) und wie die Teilnehmer ihre Digitalkompetenz angesichts der Digitalisierung im Gesundheitswesen einschätzen (Abbildung 50).

Hier ist interessant, dass nach den Wünschen der Patienten und Versicherten alle angebotenen Institutionen sehr ausgeglichen benannt werden, diese Aufgabe zu übernehmen (Abbildung 49). Nicht überraschend ist, dass lediglich 18% der Teilnehmer sich selber informieren wollen.

Ergebnisse

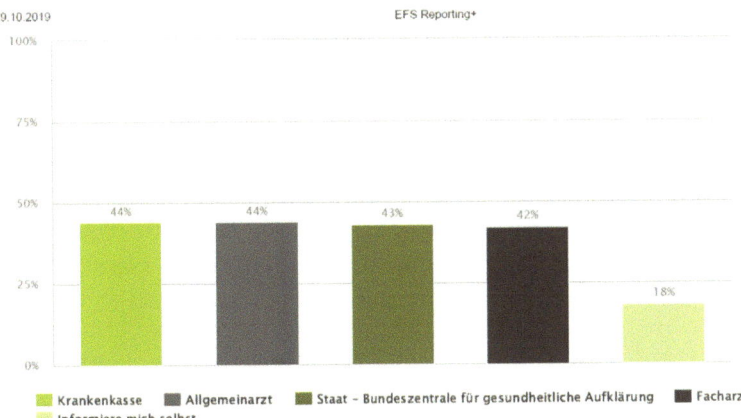

Abbildung 43: „Durch welche Institution würden Sie gerne über die Digitalisierung im Gesundheitswesen informiert werden?" - Mehrfache Antwortmöglichkeit (eigene Online-Umfrage)

Eine überraschend hohe Anzahl von Teilnehmern (44%) behauptet, dass sie für die Digitalisierung im Gesundheitswesen in Sachen Digitalkompetenz „fit sind", was allerding mit hoher Wahrscheinlichkeit in Verbindung mit der bereits erwähnten Überschätzung eigener digitaler Kompetenzen (Seite 54) zu Stande kommt. Die allgemeinen Daten zur digitalen Kompetenz der Bürger in BRD sprechen jedenfalls gegen diese Einschätzung, wie die Literaturanalyse gezeigt hat.

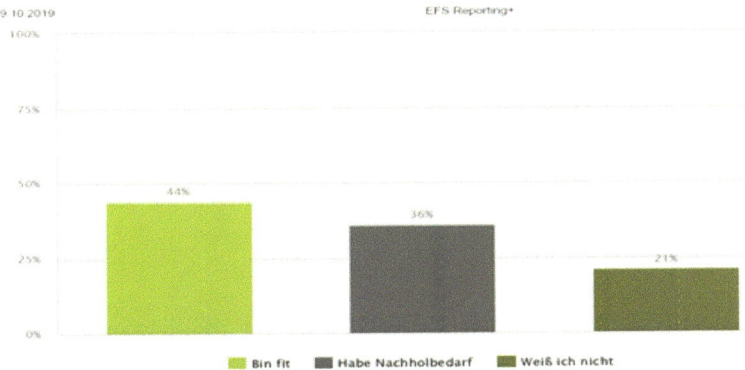

Abbildung 44: „Schätzen Sie Ihre Digitalkompetenz für ein digitales Gesundheits-wesen als „ausreichend" aus?" (eigene Online-Umfrage)

Ergebnisse

Die Auswertung dieser Online-Umfrage führte auch zu mehreren signifikanten Korrelationen, die im Folgenden aufgelistet werden.

4.2 Ergebnisse – Korrelationen

Unter dem Begriff „Korrelation" ist eine Wechselbeziehung zweier Variablen zu verstehen. Die Relevanz der Wechselbeziehung wird anhand des Korrelationskoeffizienten „r" gemessen. Dabei kann der Korrelationskoeffizient Werte zwischen -1 und 1 aufweisen, wobei r = -1 einen perfekten negativen und r = +1 einen perfekten positiven linearen Zusammenhang darstellt.[166]

Betrag von r	Stärke des Zusammenhangs
0,00 ≤ r < 0,1	Kein Zusammenhang
0,1 ≤ r < 0,3	Geringer Zusammenhang
0,3 ≤ r < 0,5	Mittlerer Zusammenhang
0,5 ≤ r < 0,7	Hoher Zusammenhang
0,7 ≤ r < 1,00	Sehr hoher Zusammenhang

Abbildung 45: Stärke des Abbildung Zusammenhangs nach Kuckartz et al. 2010[167]

In dieser Arbeit werden nur interessante Korrelationen mit mindestens mittlerer Zusammen-hangstärke und hoher Signifikanz (auf dem 0,01 Niveau signifikant) präsentiert, welche für den Forschungszweck dieser Arbeit auch tatsächlich relevant sind. Die folgende Tabelle zeigt übersichtlich die bereits analysierten wichtigsten Korrelationen mit entsprechenden Hypothesen.

Hypothese	Korrelationskoeffizient r Signifikanz (1-seitig)	Korrelation
1. Je höher die Bereitschaft, digitale Angebote zu nutzen, desto höher auch die Bereitschaft, explizit die Videosprechstunde zu nutzen	,523 ,000	hoch positiv
2. Je mehr Benutzerfreundlichkeit bei den Angeboten gegeben, desto mehr Bereitschaft, digitale Angebote zu nutzen	,377 ,000	mittel positiv
3. Je besser Patienten und Versicherte über die Angebote informiert werden, desto mehr Bereitschaft, eigene Daten zur Verfügung zu stellen	,425 ,000	mittel positiv

---

[166] Vgl.: Kuckartz et al. 2010; S.195
[167] Vgl.: Kuckartz et al. 2010; S.195

Hypothese	Korrelationskoeffizient r Signifikanz (1-seitig)	Korrelation
4. Je mehr Bedenken oder Ängste vor der Digitalisierung vorhanden sind, desto weniger Bereitschaft, digitale Angebote zu nutzen	-,327 ,001	mittel negativ
4. Je aktiver digitale Angebote im Alltag genutzt werden, desto fitter für den digitalen Gesundheitswesen	,383 ,000	mittel positiv
5. Je mehr Bereitschaft, digitale Angebote zu nutzen, desto weniger relevant die Datenschutzproblematik	-,384 ,000	mittel negativ

Tabelle 1: Ergebnisse der Korrelationsanalyse (eigene Online-Umfrage)

Interessant ist das Ergebnis der Hypothese 2, welches erneut die Gültigkeit des Technology-Acceptance-Models nach Davis (1989) bestätigt. Im Allgemeinen sind die Korrelationsergebnisse erwartungsgemäß ausgefallen, trotzdem bestätigen diese die notwendigen Ansätze und die Richtung bei der Bestrebung nach Verbesserung der Akzeptanz der Digitalisierung im Gesundheitswesen.

5 Diskussion

Das Ziel dieser Bachelorarbeit war, die Akzeptanz der Digitalisierung im Gesundheitswesen von sämtlichen Stakeholdern des Gesundheitswesens zu erforschen, um einen optimalen Weg zur besseren Akzeptanz der digitalen Medizin unter den Patienten zu finden. In der Thesis dieser Arbeit wurde davon ausgegangen, dass die Akzeptanz aufgrund der mangelhaften Aufklärung und eventuell auch einer mangelnden Digitalkompetenz aktuell unbefriedigend und unzureichend ausfällt. Allgemein lässt sich aus der Literaturanalyse festhalten, dass Krankenhäuser, zwar mit großer Mühe, trotzdem aber entschieden versuchen, die Digitalisierung baldmöglichst optimal nutzen zu können, auch wenn dies definitiv nicht reibungslos abläuft. Das Management der Krankenhäuser hat allerdings die Sparpotenziale und die verbesserte Effektivität der Arbeit, die durch die Digitalisierung ermöglicht werden kann, längst erkannt und führt gezielt und konsequent die Umstellung durch. Stakeholder-Gruppen, wie Apotheker, Krankenkassen, Pharma- und Medizintechnikindustrie, sind bestrebt, auf die ankommende digitale Welle aufzuspringen und sind offen für jede Innovation und Umstellung, auch wenn dies selbstverständlich mit großen finanziellen Investitionen und mit viel Arbeit verbunden ist. Dagegen sind niedergelassene Ärzte und teilweise auch Patienten und Pflegepersonal mit der Digitalisierung oft überfordert und versuchen sich in vielen Fällen immer noch gegen die digitale Umwandlung zu „wehren".

5.1 Bereitschaft

Generell hinkt Deutschland in Sachen digitale Medizin vielen anderen Ländern deutlich hinterher. Dieser Zustand spiegelt sich in der mangelnden Bereitschaft, die bereits vorhandenen digitalen Angebote zu nutzen. Sowohl die Literaturanalyse, als auch die empirische Forschung, haben in dieser Bachelorarbeit eindeutig bewiesen, dass die Akzeptanz und damit vorhandene Bereitschaft zur Nutzung der Digitalisierung im Gesundheitswesen in Deutschland aktuell nur teilweise gegeben ist. Überraschend und entgegen der Erwartung ist dabei die Tatsache, dass nicht ausschließlich Patienten, sondern vor allem niedergelassene Ärzte eine gewisse Skepsis aufweisen und somit fast als eine „Bremse" der Digitalisierung bezeichnet werden können. Allerdings liegt auch bei Patienten und Pflegepersonal keine eindeutige Bereitschaft, die digitale Medizin zu akzeptieren.

Patienten sind zwar zunehmend bereit, die einfachsten digitalen Angebote, wie Online-Terminvereinbarung (59 Prozent) und den Austausch mit Ärzten und Apothekern per E-Mail (32 Prozent) zu nutzen, komplexere digitale Tätigkeiten sind dagegen leider immer noch eine Hürde für die Mehrheit der Patienten. Diese gewisse Ablehnung scheint allerdings mit der Abneigung der Ärzte zu korrelieren, die aktiv nur sehr selten eine digitale Kommunikation anbieten, oder sogar durchführen. So drängt sich die Frage auf, wie ab dem Jahr 2020 eine Verordnung von „App auf Rezept" funktionieren soll, wenn selbst behandelnde Ärzte am Ende des Jahres 2019 nicht ausreichend von dieser Art der Kommunikation und Therapie überzeugt sind? Auch in Sachen Online-Sprechstunde sind Ärzte, trotz finanzieller Anreize, kaum bereit, diese aktiv anzubieten und Patienten dazu zu motivieren. Hier sind Patienten eindeutig auf den Willen, die Begeisterung und die Bereitschaft der Ärzte angewiesen. Auch wenn es sich bei den „verweigernden Ärzten" nicht um alle Ärzte handelt, ist trotzdem festzustellen, dass es leider die große Mehrheit der Ärzte ist, wie die Literaturanalyse deutlich gezeigt hat. So haben über 80% der Ärzte angegeben, dass sie über eine Online-Sprechstunde noch gar nicht nachgedacht haben[168], nur 18% der Ärzte hatten mit Gesundheits-Apps „schon mal konkret zu tun gehabt"[169] und Telekonsil (eine Video-Kommunikation mit Kollegen) nutzen lediglich 16% der Ärzte[170]. Es sind also bis jetzt augenscheinlich keine effektiven Mittel gefunden worden, niedergelassene Ärzte zur verstärkten Nutzung digitaler Anwendungen zu motivieren. Mit der Bereitschaft, digitale Angebote zu nutzen, wären auch weitere positive Aspekte verbunden, die für die optimale Nutzung der Digitalisierung im Gesundheitswesen unbedingt notwendig sind. Aus der empirischen Forschung in dieser Arbeit ergaben sich wichtige Korrelationen, z.B. mit Hypothese 3: *„Je besser die Patienten / Versicherten über die Angebote informiert sind, desto mehr Bereitschaft, eigene Daten zur Verfügung zu stellen"* (Seite 69). Auf diese Daten ist die Medizin der Zukunft angewiesen, um Algorithmen für personalisierte Therapien zu erstellen.

Hier bleibt nur zu hoffen, dass sich interessierte Patienten in naher Zukunft selbst die Ärzte aussuchen, die eine moderne, zeitgemäße Medizin anbieten. Es ist zu erwarten, dass sich Patienten wie auf einem freien Markt das „Produkt" aussuchen, das am besten die Bedürfnisse jedes einzelnen befriedigt. Somit

---

[168] Vgl.: DAK-Gesundheit und Ärzte Zeitung; Digitalisierungsreport 2019; S.12
[169] Vgl.: DAK-Gesundheit und Ärzte Zeitung; Digitalisierungsreport 2019; S.5
[170] Vgl.: DAK-Gesundheit und Ärzte Zeitung; Digitalisierungsreport 2019; S.5

werden Ärzte mit der Zeit zur Anpassung an die digitale Zeit gezwungen, die Nachfrage wird das Angebot bestimmen.
Trotzdem bleibt die Frage offen, warum die Bereitschaft unter den niedergelassenen Ärzten in Deutschland so gering ist, gerade im Vergleich zum Ausland. Das deutsche dezentrale System des Gesundheitswesens ist auf jeden Fall nicht der Motor des Vorhabens[171], umso mehr ist der aktuelle konsequente Kurs bei der Digitalisierung im Gesundheitswesen des Gesundheitsministers Dr. Jens Spahn nachvollziehbar und lässt hoffen.

5.2 Digitalkompetenz

Mit Sicherheit ist an der schleppenden Einführung der Digitalisierung im Gesundheitswesen auch die mangelnde Digitalkompetenz schuld. Bei den Ärzten sind es nachweislich vor allem Dienstälteste, die sich vehement der digitalen Revolution weigern. So sehen mehr jüngere als ältere Ärzte einen Nutzen in digitalen Lösungen. Bei Ärzten mit bis zwei Jahren Berufspraxis sind es fast dreiviertel der Ärzte (74%), die digitale Anwendungen als nützlich empfinden. Bei Ärzten mit mehr als 20 Jahren Berufserfahrung sind es dagegen nur 39%[172]. Diese Zahlen deuten also auf eine mangelnde Digitalkompetenz bei der Generation der s.g. „Digital Immigrants", also der Personen, die nicht mit digitalen Technologien aufgewachsen sind, sondern sich deren Benutzung erst im Erwachsenenalter aneignen mussten[173]. Laut den Statistiken sind dies Personen, die vor dem Jahr 1980 geboren wurden[174]. Natürlich ist dies nicht der einzige Grund für die latente Verweigerung gegenüber der Digitalisierung. Eine offensichtliche Diskrepanz in der Einstellung zur digitalen Medizin zwischen jüngeren und älteren niedergelassenen Ärzten ist aus diesem Grund aber sehr wahrscheinlich. Auch bei den Patienten ist die Digitalkompetenz bei der älteren Generation oft nicht ausreichend, obwohl empirische Untersuchungen überraschende Ergebnisse geliefert haben, die nicht komplett unbefriedigend sind. 44% der Umfrageteilnehmer gaben an, dass sie in puncto Digitalkompetenz fit für die digitale Medizin seien. Dieses Ergebnis entspricht in etwa der Literaturanalyse von Seite 55 (….dass 47% der Gesellschaft in Deutschland heute

---

[171] Vgl.: Schmitt-Sausen, N.; 2018
[172] Vgl.: DAK-Gesundheit und Ärzte Zeitung; Digitalisierungsreport 2019; S.11
[173] Vgl.: https://www.gruenderszene.de/lexikon/begriffe/digital-immigrant?interstitial
[174] Vgl.: https://i.pinimg.com/originals/13/49/2f/13492f3d873de6bec96d645dee851d8e.png

schon potenziell in der Lage sind, digitale Angebote im Gesundheitswesen zu nutzen, gemessen an der digitalen Kompetenz). Hier drängt sich allerdings die Vermutung auf, dass viele aus dieser Gruppe der Teilnehmer die eigene Digitalkompetenz einfach überschätzen, auch deswegen, weil sie aktuell immer noch nicht ausreichend darüber informiert sind, wie hoch und auf welche Art und Weise die digitale Kompetenz überhaupt gefragt wird, um die in Zukunft angebotenen Anwendungen nutzen zu können. Lediglich 9% der Umfrageteilnehmer fühlen sich aktuell gut über die Angebote der Digitalisierung im Gesundheitswesen informiert. Die Fähigkeit, im Internet zu stöbern, oder online Waren zu bestellen, wird vermutlich für die Digitalisierung im Gesundheitswesen nicht ausreichen. Im Gegensatz zu den niedergelassenen Ärzten, zeichnet sich bei den Patienten allerdings deutlich mehr Wille ab, verschiedene digitale Angebote zu nutzen, auch die komplexeren Anwendungen, als „nur" die digitale Terminvereinbarung. Dafür sind ganze 70% der Patienten und Versicherten sogar freiwillig bereit, entsprechende Kurse zu belegen[175]. Eine logische und antizipierte Korrelation hat sich in der Umfrage zum Thema Digitalkompetenz gezeigt. Hypothese 5 besagt: *„Je aktiver digitale Angebote im Alltag genutzt werden, desto fitter sind die Nutzer für das digitale Gesundheitswesen".* Somit bestätigt sich erneut, dass der breite IT-Unterricht zum Alltag gehören muss und die Digitalkompetenz noch stärker auf jeder Stufe der Bildung gefordert werden muss.

5.3 Aufklärung

Wie bereits erwähnt, fühlen sich Patienten und Versicherte laut der Umfrage bis jetzt nicht ausreichend über die Digitalisierung im Gesundheitswesen informiert und wünschen sich in diesem Bereich eine stärkere Aufklärung. Die Umfrageauswertung belegt, dass sich mindestens 65% der Umfrageteilnehmer eine entsprechende Aufklärung wünschen (Abbildung 45), 18 % der Teilnehmer informieren sich laut eigener Angabe bereits selbst (Abbildung 49). Wer diese Aufklärung seriös durchführen soll ist allerdings sehr fraglich. Theoretisch und auch von der Mehrheit der Patienten erwünscht, wäre eine Aufklärung von mehreren Institutionen, wie z.B. Krankenkassen, Ärzte oder Staat (BZgA) denkbar. Die Ergebnisse der Literaturanalyse zeigen allerdings, dass Ärzte, zumindest im niedergelassenen Bereich, selbst noch nicht gänzlich von der Digitalisierung überzeugt sind, sodass davon ausgegangen werden muss, dass diese

---

[175] Vgl.: Nuance; 2018

Stakeholder-Gruppe definitiv nicht geeignet ist (zumindest nicht aktuell), die Aufklärung für Patienten durchzuführen. Außerdem wäre dies angesichts akuten Ärztemangels momentan ohnehin zusätzlich erschwert. Eine Aufklärung durch die Krankenkassen scheint ebenfalls nicht optimal zu sein (zumindest nicht ausschließlich), da Krankenkassen nachweislich andere Interessen haben, zumindest in wirtschaftlicher Hinsicht, als die restlichen Stakeholder des Gesundheitssystems. Es könnte dadurch also zu einer einseitigen Aufklärung mit verzerrten Prioritäten führen. Somit bleibt nur der Staat als letzter seriöser Vermittler für Informationen zur Digitalisierung im Gesundheitswesen. Die erwünschte Aufklärung ist enorm wichtig, wie es die analysierte signifikante Korrelation aus der Umfrage zeigt. Hypothese 4 (Seite 69) lautet wie folgt: *„Je mehr Bedenken, oder Ängste vor der Digitalisierung vorhanden sind, desto weniger Bereitschaft, digitale Angebote zu nutzen"*. Das Vertrauen in die digitale Medizin ist somit essentiell für eine optimale Nutzung der Digitalisierung im Gesundheitswesen und die damit verbundene zeitgemäße und vor allem finanzierbare Gesundheitsversorgung der Bürger. Laut der durgeführten Umfrage haben aktuell nur 36% der Umfrageteilnehmer keine Bedenken oder Ängste vor der Digitalisierung im Gesundheitswesen (Abbildung 47), das heißt, dass ganze 64% der Patienten mehr oder weniger Ängste und/oder Bedenken vor der Digitalisierung im Gesundheitswesen haben (Seite 66).

5.4 Technology-Acceptance-Model nach Davis (1989)

Mit Sicherheit werden Angebote, die den Patienten einen erkennbaren Nutzen bieten, schnell begeisterte Anwender finden, hier wird sich die Akzeptanz entsprechend dem Technology-Acceptance-Model nach Davis (1989) schnell verbessern. Dies haben sowohl die Literaturanalyse, als auch empirische Untersuchungen sehr deutlich gezeigt (Abbildung 44 und 45). Hier schätzen Patienten und Versicherte die Zeitersparnis bei einer Online-Sprechstunde und Erinnerungsfunktionen (Vorsorgeuntersuchungstermin, Impftermin usw.) einer Erinnerungs-App. Aus diesem Grund wäre eine durchdachte und an die Nutzer angepasste Aufklärung über erkennbare Vorteile und Nutzen, einer der wichtigsten Schritte in der Einführung der Digitalisierung im Gesundheitswesen. Der Bedarf und die Nachfrage werden die Digitalisierung im Gesundheitswesen erst richtig ins Rollen bringen. Die Kombination der nicht optimalen Benutzerfreundlichkeit vieler IT-Systeme und der noch nicht klar zu erkennende Nutzen der Digitalisierung, sind die erkennbaren Hürden der Digitalisierung, nicht nur in Krankenhäusern. Oft werden die Vorteile der Digitalisierung erst viel später zu spüren sein, womit die Umstellungen und der Wandel, verbunden mit Mehrarbeit, als lästig und nicht verhältnismäßig angesehen werden. Auch die immer noch nicht ausreichend ausgebaute Infrastruktur erschwert die Arbeit mit digitaler Technik enorm und macht die sonst positiven Erfahrungen mit der Digitalisierung teilweise zunichte. Auch hier lässt sich eine Hypothese aus der Umfrageanalyse einbringen: Hypothese 2 (Seite 69) *„Je mehr Benutzerfreundlichkeit bei den Angeboten gegeben, desto mehr Bereitschaft, digitale Angebote zu nutzen"*.

Im Vordergrund müssen bei den Stakeholdern des Gesundheitssystems und anderen Digitalisierungs-Partnern deshalb der direkte Nutzen für die Nutzer und ein hoher Qualitätsanspruch stehen, vor allem für Patienten. Den großen Widerstand gegen die Anbindung der Arztpraxen an die Telematikinfrastruktur zum Beispiel gebe es unter anderem auch, weil bis jetzt im Alltag für den Arzt und die Patienten kein Mehrwert spürbar sei. „Vertrauen wächst, indem es im Alltag besser wird", meint auch der Bundesgesundheitsminister Dr. Jens Spahn. „Wichtig sei daher, sukzessive erste Anwendungen einzuführen, wie die elektronische Patientenakte, auch wenn diese nicht gleich perfekt sei."[176]

5.5 Datenschutz

Wie erwähnt sind der Datenschutz und die dazu gehörigen Maßnahmen nicht das Kernthema dieser Arbeit. Das Thema ist allerdings durchaus bei jeder Diskussion zum Thema Digitalisierung vertreten, umso mehr bei der digitalen Umwandlung im Bereich des Gesundheitswesens. Die Literaturanalyse, aber auch die empirische Forschung in dieser Arbeit deuten darauf hin, dass es sich bei manchen Nutzern dabei nicht nur um eine Skepsis handelt, sondern um ernsthafte Bedenken, die sogar zum gänzlichen Verweigern der digitalen Medizin führen könnten, wie in Abbildung 48 (Seite 62) zu sehen. Die Auswertung der Umfrage zeigt, dass für ganze **52% der Teilnehmer das Problem der Datenschutzsicherheit ein Grund wäre, auf digitale Angebote der Gesundheitswesen zu verzichten.** Sehr interessant ist dabei auch die Hypothese 6 (Seite 69): *„Je mehr Bereitschaft, digitale Angebote zu nutzen, desto weniger relevant die Datenschutzproblematik"*.

Auch sonstige Bedenken oder sogar Ängste der Nutzer müssen auf jeden Fall ernst genommen werden und durch eine, an die Patienten angepasste,

---

[176] https://www.aerzteblatt.de/nachrichten/106747/Digitale-Medizin-Vertrauen-in-neue-Strukturen-und-Ablaeufe-schaffen

Informationspolitik und Diskussion beantwortet werden. Die Umfrage hat deutlich eine Unsicherheit bei den Patienten identifiziert, wie in Abbildung 47 (Seite 66) zu sehen. Ganze 50% haben Bedenken oder Ängste vor der Digitalisierung im Gesundheitswesen eingeräumt, wenn bei manchen auch „nur" teilweise. Selbst der Begriff „künstliche Intelligenz" ruft in manchen Patienten das Gefühl einer Bedrohung hervor.

Daraus resultiert die Schlussfolgerung: *mehr überzeugte Nutzer, durch eine optimale Aufklärung und eine Bedienungsfreundlichkeit der Angebote, erzeugt mehr Klarheit und Bereitschaft und damit auch weniger Datenschutzskeptiker.*

Eine sehr gute Aufklärung in Sachen Datenschutz ist also nicht nur zu empfehlen, sondern eine unabdingbare Notwendigkeit bei der Einführung der Digitalisierung im Gesundheitswesen.

6 Fazit

Angesichts des demografischen Wandels, einer immer älter werdenden Bevölkerung und eines dramatischen Mangels an Pflegekräften und Ärzten bei gleichzeitig steigenden Kosten im Gesundheitswesen, bietet die Digitalisierung Chancen auf eine Rettung für das Gesundheitssystem in Deutschland. Neben den enormen finanziellen Ersparnissen wirken sich die Potenziale der Digitalisierung entlang der gesamten Wertschöpfung der Gesundheitsversorgung aus. Von der Prävention und Anamnese, über die Früherkennung und Diagnose, bis zur Therapie und Nachsorge, kann z.b. der Patient digital gestützt stärker in die Behandlung miteinbezogen werden. Die Maßnahmen, die ein solches Vorhaben erfordern, sind also sehr umfangreich, werden aber mit Sicherheit durch die vielen Vorteile mehr als ausgewogen[177], zumal es sich bei den Vorteilen nicht nur um Vorteile für die Patienten handelt, es werden durchaus gravierende Verbesserungen für alle Stakeholder des Gesundheitssystems verzeichnet werden.

Deutschland hat sehr lange gebraucht bis die digitale Umwandlung im Gesundheitswesen den richtigen Kurs genommen hat. Dies liegt mit Sicherheit auch an einem lange gut funktionierenden Gesundheitssystem, also weniger Bedürfnissen, und somit auch wenig Interessen an Neuerungen. Doch die Vorteile der Digitalisierung im Alltag lassen Patienten und Versicherte zunehmend auf Erleichterungen auch im Gesundheitswesen hoffen und deshalb sind zumindest manche mittlerweile auch an der Digitalisierung im Gesundheitswesen durchaus interessiert.

Aktuell bewegt sich die Digitalisierung im Gesundheitswesen deutlich schneller nach vorn, laut Statistik wurden tausende von Gesundheits-Apps entwickelt (nicht alle sind zu empfehlen) und auch die Gesetze wurden vom BMG an die digitale Zeit angepasst. Doch gewisse Hindernisse bei der Umstellung sind nach wie vor zu spüren. So ist zu erkennen, dass die Informierung und Aufklärung der Patienten und Versicherten noch mangelhaft sind, was sich auch nachweislich negativ auf die Bereitschaft der Nutzung digitaler Angebote auswirkt. Patienten kennen die enormen Vorteile der Digitalisierung im Gesundheitswesen kaum und können somit bis jetzt keinen wirklichen Nutzen des Vorhabens für sich identifizieren. Hier bestätigt sich die Theorie des Technology-Acceptance-Models nach Davis (1989), damit also die unmittelbare Abhängigkeit der optimale Akzeptanz von erkennbaren Nutzen und Bedienungsfreundlichkeit der

---

[177] Vgl.: Krankenhaus Report 2019

digitalen Angebote. Das Interesse bei den Nutzern wäre mit Sicherheit mehr vorhanden aber an der Umsetzung mangelt es leider gewaltig. Patienten fühlen sich schlecht bis gar nicht über digitalen Anwendungen informiert und sind bei Interesse auf eigene Recherche angewiesen. Zusätzlich werden sie mit einer gewissen „Blockade" seitens der niedergelassenen Ärzte konfrontiert und damit bei der Nutzung von einigen bereits vorhandenen digitalen Angeboten ausgebremst. Ärzte sind aktuell meistens (noch) nicht bereit, den Patienten sämtliche digitale Anwendungen anzubieten und weigern sich sogar teilweise dem Anschluss an die Telematikinfrastruktur. Diese negative Einstellung der Ärzte verursacht nicht nur eine Verzögerung des Vorhabens, sie sendet vor allem auch falsche Signale an die Endverbraucher, also an die Patienten. Denn traditionell genießen Ärzte großes Vertrauen seitens der Patienten. Patienten vertrauen natürlich auch in diesem Fall dem Urteil des Arztes. Somit wird deutlich, dass die Politik die aktuelle Situation neu bewerten muss und sicherstellen muss, dass Ärzte auch hundertprozentig hinter der Sache stehen. Nichtsdestotrotz kristallisiert sich auch ein großer Bedarf an einer optimalen Aufklärungsstrategie für Patienten und Versicherte heraus. Diese sollte bestenfalls durch **eine neutrale Institution** durchgeführt werden. Sie sollte auf verschiedenste Art und Weise angeboten werden, angepasst an den Bedarf von Patienten und Versicherten. Die unterschiedlichen Formen der Aufklärungen sollten die Kunden über sämtliche Nutzen der Digitalisierung informieren und damit zur breiten Nutzung motivieren. Auch die digitale Kompetenz ist bei der Mehrheit der Patienten und Versicherten nicht in ausreichendem Maß vorhanden und sollte bei der Aufklärung gezielt in Angriff genommen werden. Nicht zuletzt ist auch der Datenschutz ein offensichtliches Problem für viele Patienten, aber auch für Ärzte und Pflegepersonal, hier wartet ebenfalls noch viel Aufklärungs- und Überzeugungsarbeit. Eins ist klar, die Digitalisierung generell, aber auch im Gesundheitswesen, wird nicht mehr zurückgehen, sie wird definitiv in allen Bereichen weiter voranschreiten. Auch wenn es unumstritten ist, dass der Wandel gewisse Gefahren mit sich bringt, werden diese insgesamt trotzdem durch die zu erwartenden Vorteile und eine bessere und effizientere Medizin voll ausgeglichen. Es wäre sehr schade und sogar unfair, das Vorhaben durch verschiedene „Bremsen" zu behindern, lediglich, um eigene Interessen zu bewahren und dadurch Patienten eine bessere medizinische Versorgung vorzuenthalten. Die Patienten werden schlussendlich für die Erleichterungen im Alltag und bessere medizinische Versorgung sehr dankbar sein. Ärzte werden mit der Zeit auch in verschiedenen Formen entlastet und der Staat wird eine qualitativ hochwertige und auch weiterhin bezahlbare Gesundheitsversorgung gewährleisten können.

Um eine breite Akzeptanz der Digitalisierung im Gesundheitswesen unter den Patienten zeitnah erreichen zu können, ist es also nachweisbar notwendig, umgehend eine entsprechende Aufklärungs- und Bildungsstrategie auf verschiedenen Ebenen zu entwickeln und durchzuführen, das geschieht am besten durch den Staat bzw. durch von ihm beauftragten Dienstleistern.

Es scheint, als verharre diese Aufgabe momentan in einem „Stand-by" Modus und warte sehnsüchtig darauf, dass endlich jemand die „Play" Taste drückt.

Literaturverzeichnis

ABDA; Gemeinsame Stellungnahme zur digitalen Kommunikation und Anwendungen im Gesundheitswesen; 2015

Angerer/Russ/Ultsch; Digital Health – Revolution oder Evolution? ZHAW School of Management and Law; Zürich; 2019

Apolinário, J. et al.; Improving attitudes toward e-mental health services in the general population via psychoeducational information material: A randomized controlled trial; University of Hagen, Institute for Psychology, Department of Health Psychology, Germany 12/2018

Bandow, G.; Holzmüller, H.; „Das ist gar kein Modell!"; Gabler; Wiesbaden; 2009

Becker, F.; 56.DAV-Wirtschaftsforum; Berlin; 2019

Becker, Jörg, Kugeler, Martin, Rosemann, Michael; Prozessmanagement; Springer-Verlag Berlin Heidelberg; 2005

Bertelsmann Stiftung (Hrsg.); SmartHealthSystems-Digitalisierungsstrategien im internationalen Vergleich; Verlag Empirica; 2018

Berger, Roland; Krankenhaus Studie; Roland Berger GmbH; München 2017

Berger, Roland; Future of Health; Roland Berger GmbH; München; 2019

Bernnat et al.; Weiterentwicklung der eHealth-Strategie: Studie im Auftrag des Bundesministeriums für Gesundheit; 2016

BGW; Pflege 4.0 – Einsatz moderner Technologien aus der Sicht professionell Pflegender – Forschungsbericht; Hamburg; August 2017

Blachetta F. et al.; Weiterentwicklung der eHealth-Strategie: Studie im Auftrag des Bundesministeriums für Gesundheit. Berlin: BMG; 2016

Borg/Butzer-Strothmann/Forgó; Digitalisierung im Gesundheitswesen; Cuvillier Verlag; Göttingen; 2018

Bodendorf et al.; Forschungsmethoden in der Wirtschaftsinformatik; Nürnberg; 2010

Brink, Alfred; Anfertigung wissenschaftlicher Arbeiten: Ein prozessorientierter Leitfaden ...; 2013, Springer Verlag; München

Bundesministerium für Wirtschaft und Energie (BMWi); Monitoring-Report Wirtschaft DIGITAL 2016; Berlin; 2016

Bundesministerium für Wirtschaft und Energie (BMWi); D21 - Digital Index 2018/2019; Berlin; 2019

Bundesrechnungshof; Bericht an den Haushaltsausschuss des Deutschen Bundestages; Potsdam; 2019

Büst/Hille/Schestakow; Digital Business Readiness – Wie deutsche Unternehmen die Digitale Transformation angehen; Crisp Research AG; Kassel; 2015

DAK-Gesundheit und Ärzte Zeitung- Wie Ärzte über die Digitalisierung des Gesundheitswesens denken; Digitalisierungsreport 2019; Berlin; 2019

Deter, G./Schanze, J.; 2009; Deutscher Bundestag-Wissenschaftliche Dienste Nr.89/09

Debatin/Müschenich/Spahn; App vom Arzt; Herder Verlag; Freiburg; 2016

EARSandEYES und dem Brand & Retail Management 12 Institute@ISM; "DigitalBarometer Deutschland" – eine Kooperationsstudie; Hamburg/Köln; 10.12.2018

Friedrich/Geraedts/Klauber/Wasem; Krankenhaus Report 2019; Springer open; Berlin; 2019

Gesellschaft für Informatik e.V.; Leitlinie Pflege 4.0 – Handlungsempfehlungen für die Entwicklung und den Erwerb digitaler Kompetenzen in Pflegeberufen; Berlin; 2017

Gmeiner, Andreas; Gesundheitsökonomische Konsequenzen der Digitalisierung bei Gesundheitsdienstleistungen für Qualität und Effizienz der Patientenversorgung; Verlag Dr. Kovac; Hamburg; 2016

Göbel R./ Wolf, D.; Digitalisierung: Segen oder Fluch? Springer Verlag; Berlin; 2018

Götz/Hoffmann/Schmiemann/Willers; „Wie reden Apotheker und Ärzte bei schweren Arzneimittelinteraktionen miteinander?", Bremen; 2014

Gründerszenelexikon; https://www.gruenderszene.de/lexikon/begriffe/digital-immigrant?interstitial; 12/2019

Haring, Robin; Gesundheit digital; Springer Verlag; Berlin 2019

Häussler, B.; Nicht auf den letzten überzeugten Arzt warten; Ärzte Zeitung; Berlin; 2017

Hehner/Blesdorf/Möller; Digitalisierung in Gesundheitswesen: Die Chancen für Deutschland; Düsseldorf; 2018

Hohmann-Jeddi, Christina; Wie sag ich's dem Arzt; Arzneimittelwissen; 06.04.2019

Houta, Salima; Vortrag bei Vienna Healthcare Lectures 2018; Wien; 2018

Heinecke/Paul; Mensch&Computer 2006; Oldenbourg Verlag; München Wien; 2006

Huss, R.; Künstliche Inteligenz, Robotik und Big Data in der Medizin; Springer Verlag; München, 2019

IQVIA White Paper; Orchestrated Customer Engagement; 2018

IMS Health; Flashlight 55; Frankfurt; 2016

Jockisch, M.; Das Technologieakzeptanzmodell; Gabler; Wiesbaden; 2009

Johannes Einhaus, Michael John, Stefan Klose, Gerhard Kock, Tamara Graßhoff; Bericht Telerehabilitation 2015; Berlin, 15.10.2015

Kantar TNS; D21 DIGITAL INDEX 2018/2019; Initiative D21 e. V.; 2019

Korzilius H./Rieser S.; Pharmaberater: Für manche Fachmann, für andere Buhmann; Dtsch Arztebl 2007; 104(4): A-156 / B-143 / C-139; 2007

Körner, A.; Durch welche Faktoren wird die Akzeptanz von E-Learning in Unternehmen beeinflusst; Paderborn; 2017

Krüger, W.; Excellence in Change. Wege zur strategischen Erneuerung. 3. Auflage, Gabler Verlag, Wiesbaden, 2006

Krüger-Brand, Heike E.; Dtsch Arztebl 2018; 115(37): A-1574 / B-1331 / C-1319; 2018

Kuckartz et al.; Statistik; VS Verlag; Wiesbaden; 2010

Liebrich, F.; Digitale Medienprodukte in Arzt-Patienten-Kommunikation; Springer Vieweg; Wiesbaden; 2017

Lobbichler/Rohr/Zinke; Pharmaberater in Deutschland, aus der Praxis für die Praxis; Dr.Zinke Verlag; Tutzig; 2003

Lux, Thomas; Gesundheit digital: Perspektiven zur Digitalisierung im Gesundheitswesen; Springer Gabler; Wiesbaden; 2019

Maag, Giela; Consent Management in der Marketing-Kommunikation; IQVIA Frankfurt; 2018

Maibach-Nagel, Egbert; Dtsch Arztebl 2019; 116(11): A-497; 22.03.2019

McKinsey&Company; Digitalisierung in Gesundheitswesen: die Chancen für Deutschland; Stuttgart; 2018

Merda, Meiko; Schmidt, Kristina; Kähler, Bjørn (2017): Pflege 4.0 – Einsatz moderner Technologien aus der Sicht professionell Pflegender. Forschungsbericht der Berufsgenossenschaft für Gesundheitsdienst und Wohlfahrtspflege (BGW). Berlin, Hamburg

Murray, L.; Virtual eRep as a channel to engage with HCPs – a research-based evaluation; QuintilesIMS; 2018

Neugebauer, Reimund; Digitalisierung – Schlüsseltechnologie für Wirtschaft & Gesellschaft; Springer Vieweg; Wiesbaden; 2018

NUANCE; Kompetenz Digital Health: Aufklärung schafft Akzeptanz; München, 2018

Rickwood Sarah; The Essential European Revolution: Why Multichannel is Vital to Europe; imshealth; 2016

Riedler, Katharina; Entwicklung im Bereich der Telemedizin: Beispiele aus Europa; Linzer Zeitschrifft für Gesundheitspolitik; 2016

Seifert, S.; Psychologie für Anfänger; Amazon; 2019

Schmitt-Sausen, Nora; Dtsch Arztebl 2018; 115(41): A-1802/B-1516/C-1502

Specht, Philip; Die 50 wichtigsten Themen der Digitalisierung; Redline Verlag; München; 2018

Smith, Alexandra; Pharma´s Future customer facing Team; IQVIA; 2017

Smith, Alexandra; Driving Launch Success; IQVIA; 2018

Statistisches Bundesamt, Anteil der Krankenhäuser in Deutschland nach Trägerschaft und Bundesland im Jahr 2017; Statista GmbH

Strohschen J.H./ Wolf T.; Informatik Spektrum; Springer Verlag; Heidelberg; 2018

https://i.pinimg.com/originals/13/49/2f/13492f3d873de6bec96d645dee851d8e.png

Internetquellen

ABDA; https://www.abda.de/fileadmin/assets/Medikationsmanagement/DAV_FAQ_BMP_20160629.pdf; 12/2019

Literaturverzeichnis

Aerzteblatt; https://www.aerzteblatt.de/nachrichten/94814/Patienten-offen-fuer-digitale-Angebote; 12/2019

Aerzteblatt; https://www.aerzteblatt.de/nachrichten/106747/Digitale-Medizin-Vertrauen-in-neue-Strukturen-und-Ablaeufe-schaffen; 12/2019

Ärztezeitung; https://www.aerztezeitung.de/Politik/Symptome-einfach-per-App-checken-und-mit-dem-Arzt-besprechen-230675.html; 12/2019

Ärztezeitung; https://www.aerztezeitung.de/Wirtschaft/Erstes-KI-Tool-fuer-Krebsvorsorge-zugelassen-403030.html; 12/2019

Ärztezeitung; https://www.aerztezeitung.de/Wirtschaft/Diagnose-von-Hautflecken-per-Smartphone-229709.html; 12/2019

Ärztezeitung; https://www.aerzteblatt.de/nachrichten/106934/EU-Foerderung-fuer-Teleschlafmedizin-Forschung-in-Dresden; 12/2019

Ärztezeitung; https://www.aerzteblatt.de/nachrichten/99777/Patienten-bewerten-Tinnitus-App-positiv; 12/2019

Ärztezeitung; https://www.aerzteblatt.de/nachrichten/106374/Forscher-erproben-Methoden-der-virtuellen-Realitaet-bei-der-Adipositastherapie; 12/2019

BGM; https://www.bundesgesundheitsministerium.de/fileadmin/Dateien/3_Downloads/Gesetze_und_Verordnungen/GuV/D/DVG_Bundestag.pdf

BGM; https://www.bundesgesundheitsministerium.de/digitale-versorgung-gesetz.html; 12/2019

Bitkom; https://www.it-daily.net/images/Bilder-Studien/Bitkom_E-Patientenakte_1000.png

Brother Industries; https://www.brother.de/blog/branchentrends/2019/patientensicherheit-im-gesundheitswesen

Bundesrechnungshof; https://www.bundesrechnungshof.de/de/veroeffentlichungen/produkte/beratungsberichte/2019/2019-bericht-einfuehrung-der-elektronischen-gesundheitskarte-und-der-telematikinfrastruktur

DAV; https://www.dav-app.de; 12/2019

Deutsche-apotheker-zeitung; https://www.deutsche-apotheker-zeitung.de/news/artikel/2018/03/26/speed-dating-zwischen-apotheker-und-pharmaindustrie/chapter:3; 12/2019

Literaturverzeichnis

Die Bundesregierung webseite; https://www.bundesregierung.de/breg-de/aktuelles/ein-direkter-draht-zum-arzt-474400; 11/2019

Duden; https://www.duden.de/rechtschreibung/Nutzen; 15.12.2019

Gematik GmbH; https://www.gematik.de/ueber-uns/gesetzliche-grundlagen/ 10/2019

Gematik GmbH; https://www.gematik.de/ueber-uns/vision/

Gesetze im Internet; https://www.sozialgesetzbuch-sgb.de/sgbv/31a.html

Haas, Peter; https://blog.der-digitale-patient.de/elektronische-patientenakten-akzeptanz-bringt-glanz/; 2017

Hcm-magazin; https://www.hcm-magazin.de/was-wird-von-einem-digitalen-gesundheitswesen-erwartet/150/10737/381441?xing_share=news, 07.12.2018

Hilmes, Christian; https://www.dasinvestment.com/gesetzliche-krankenversicherung-deutsche-patienten-meiden-videosprechstunden/; August 2019

KBV; https://www.kzbv.de/elektronischer-praxisausweis.1119.de.html; 12/2019

KBV; https://www.kbv.de/html/telemedizin.php; 11/2019

KBV; https://www.kbv.de/html/videosprechstunde.php; 11/2019

Krems, B.; https://olev.de/s/stakeholder.htm; 12/2019

Pharma-Relations; https://www.pharma-relations.de/news/telepark-verbessert-mit-telemedizin-situation-von-parkinsonpatienten; 12/2019

Pharma-Relations; https://www.pharma-relations.de/news/asklepios-bietet-digitales-beruhigungsmittel-bei-eingriffen; 12/2019

Silke Halpick; https://www.lr-online.de/lausitz/cottbus/digitalisierung-per-app-ins-krankenhaus-38330052.html; 12/209

Statista GmbH; https://de.statista.com/statistik/daten/studie/217422/umfrage/anteil-der-krankenhaeuser-nach-traegerschaft-und-bundesland/ ; November 2019

Statista GmbH; https://de.statista.com/statistik/daten/studie/1036009/umfrage/nutzung-und-nutzungsplanung-von-gesundheits-apps-in-deutschland/; Dezember 2019

Statista GmbH; https://de.statista.com/statistik/daten/studie/940416/umfrage/umfrage-zur-online-kommunikation-mit-der-krankenkasse-nach-kassenzugehoerigkeit/Dezember 2019

Statista GmbH; https://de.statista.com/statistik/daten/studie/461506/umfrage/beschaeftigte-im-deutschen-gesundheitswesen-nach-einrichtung/; 13.11.2019

Statista GmbH; https://de.statista.com/statistik/daten/studie/218457/umfrage/groesste-gesetzliche-krankenkassen-nach-anzahl-der-versicherten/; 12/2019

Statista GmbH; file:///C:/Users/Jirka/Downloads/study_id6565_krankenhaeuser-statista-dossier.pdf; 12/2019

Statista GmbH; https://de.statista.com/statistik/daten/studie/712772/umfrage/aerzteumfrage-zu-vorteilen-von-persoenlichen-und-virtuellen-sprechstunden/ 12/2019

Statista GmbH; https://de.statista.com/statistik/daten/studie/5063/umfrage/oeffentliche-apotheken-in-deutschland-seit-1999/ 11/2019

Statista GmbH; https://de.statista.com/statistik/daten/studie/2722/umfrage/pflegebeduerftige-in-deutschland-seit-1999/; 12/2019

Statista GmbH; https://de.statista.com/statistik/daten/studie/556688/umfrage/prognostizierte-anzahl-der-pflegebeduerftigen-in-deutschland-nach-pflegeart/ 12/2019

Statista GmbH; https://de.statista.com/statistik/daten/studie/172651/umfrage/bedarf-an-pflegekraeften-2025/ 12/2019

Statista GmbH; https://de.statista.com/statistik/daten/studie/2726/umfrage/pflegebeduerftige-nach-art-der-versorgung-und-pflegestufe/; 12/2019

Statista GmbH; https://de.statista.com/statistik/daten/studie/1036009/umfrage/nutzung-und-nutzungsplanung-von-gesundheits-apps-in-deutschland/; 12/2019

Haas, Peter; https://blog.der-digitale-patient.de/elektronische-patientenakten-akzeptanz-bringt-glanz/; 2017

Wirtschaftslexikon; https://wirtschaftslexikon.gabler.de/definition/akzeptanz-26995/version-250658; 12/2019

Wirtschaftslexikon; https://wirtschaftslexikon.gabler.de/definition/benutzerfreundlichkeit-29898/version-253494; 12/2019

Woratschka, Rainer.; https://www.tagesspiegel.de/politik/elektronische-patientenakte-der-arzt-sieht-alles-oder-gar-nichts/24365292.html; 2019

https://i.pinimg.com/originals/13/49/2f/13492f3d873de6bec96d645dee851d8e.png

Anhang: Der Patientenaufklärungsflyer

Graphische Verarbeitung: Nahuel Gerth; www.nahuelgerth.de

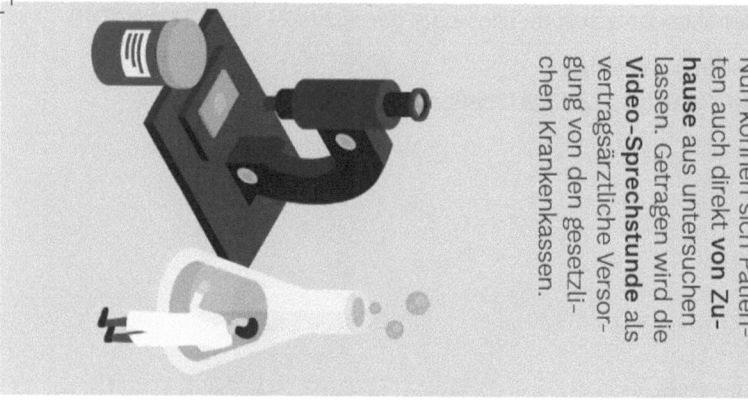

Nun können sich Patienten auch direkt **von Zuhause aus untersuchen** lassen. Getragen wird die **Video-Sprechstunde** als vertragsärztliche Versorgung von den gesetzlichen Krankenkassen.

Weitere erhältliche Aufklärungs-Flyer aus der Reihe »Digitalisierung im Gesundheitswesen leicht gemacht«

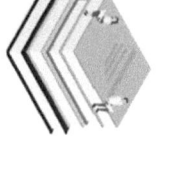

HEFT NR. 2
- Elektronisches Rezept — **eRezept**
- Elektronische Arbeitsunfähigkeitsbescheinigung — **eAU**
- Elektronische Überweisung — **eÜW**

HEFT NR. 3
- Digitale Terminvereinbarung
- Digitale Erinnerung — Impftermine, Vorsorgeuntersuchungen und Folgeuntersuchungen
- Elektronischer Medikationsplan — **eMedikationsplan**

HEFT NR. 4
- Digitale Patientenakte — **ePatientenakte**

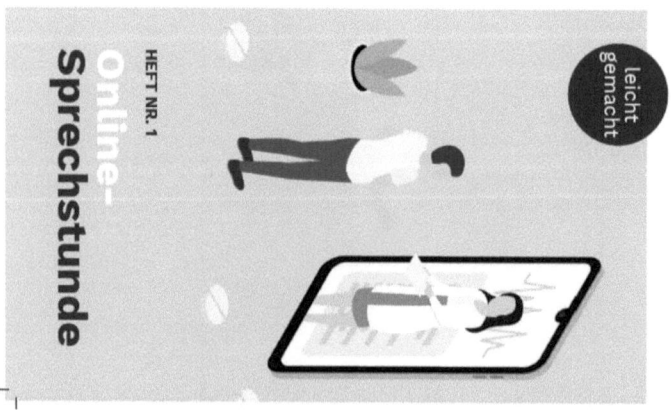

HEFT NR. 1
Online-Sprechstunde

Digitalisierung im Gesundheitswesen

leicht gemacht

Anhang: Der Patientenaufklärungsflyer

SO LÄUFT DIE ONLINE-SPRECHSTUNDE AB

Der Patient erhält bei seinem Arztbesuch, nach schriftlicher Einwilligung, einen Termin für die Folgeuntersuchung und den Zugang für die **Online-Anmeldung**. Die eigentliche Sprechstunde läuft dann ähnlich wie ein **Video-Chat** per Skype ab. Zusätzlich besteht die Möglichkeit, Fotos anzusehen und zu bearbeiten, Notizen zu machen und Skizzen des Arztes festzuhalten. Dies alles kann auf dem **eigenen Computer** gespeichert werden.

Die Video-Sprechstunde wird direkt vom Computer des Patienten, zu dem des Arztes via **Ende-zu-Ende-Verschlüsselung** übertragen. Das heißt, es ist kein Server zwischengeschaltet, wodurch keine Daten gespeichert werden können und die Sitzung besonders sicher ist.[1]

VORTEILE

Die Patienten müssen vor diesem Videogespräch zuerst wichtigste Grundinformationen zu den Symptomen online in eine **Anmeldemaske** eingeben und gegebenenfalls auch **Bilder hochladen** (Fotos von Ausschlag, allergischen Reaktionen oder auch kleinen Verletzungen). Ziel ist es, während des Videogesprächs eine **Diagnose** zu erstellen, medizinische **Beratung** anzubieten, Medikamentenverschreibung per **eRezept** und/oder eine **eÜberweisung** zur weiteren Behandlung an einen präsenten Arzt zu erstellen.

Informationsquelle
(Patient oder Arzt)

Übertragungseinheit
(z. B. PC, Tablet oder Smartphone)

Informationsziel
(z.B. Arzt oder Patient)

- Wartezeit in der Praxis entfällt
- Im Krankheitsfall muss der Patient eventuell nicht mehr das Haus verlassen
- Die Ansteckungsgefahr im Wartezimmer ist nicht mehr gegeben
- Patienten haben leichteren Zugang zum weit entfernten Arzt
- Umweltfreundliche Lösung, da keine Anfahrt mit einem Auto, Bus o. Ä. mehr nötig ist

[1] vgl.: https://www.krankenkassenzentrale.de/magazin/online-arztbesuch-so-funktioniert-die-video-sprechstunde-63898#

117